Marie-Claire DRAINVILLE

CAHIER
DE
TERMINOLOGIE MÉDICALE

ÉDITIONS DU RENOUVEAU PÉDAGOGIQUE

à Françoise Savard
fondatrice du secteur des infirmiers-auxiliaires
à l'École des Métiers commerciaux de la C.E.C.M.,
à Antoinette, à Jeannette et à Lucille,
co-fondatrices du secteur avec elle,
à tout le corps professoral des infirmières
œuvrant aujourd'hui dans le secteur,
en gage d'admiration et de reconnaissance.

M.-C. D.

Impression : Interglobe Inc.

1415161718 II 98765432
2263 A

ISBN 2-7613-0121-8

TABLE DES EXERCICES

TABLE DES TESTS DE CONTRÔLE

AVANT-PROPOS

Ce cahier de terminologie médicale est le produit d'un milieu scolaire étroitement lié au marché du travail hospitalier et fréquenté par des étudiants dont l'ambition est de maîtriser le plus rapidement possible les secrets d'une langue aux abords rébarbatifs et peu engageants, la langue médicale.

L'étudiant de niveau secondaire n'a pas appris le grec et le latin, il est donc impossible de tabler sur ses connaissances antérieures touchant la formation des langues. D'autre part, le programme offert aux infirmiers-auxiliaires ne prévoit pas de cours spécifiquement orienté vers l'étude de l'étymologie du vocabulaire médical; une méthode d'enseignement de la langue médicale doit donc être à la fois SIMPLE et EFFICACE.

La méthode proposée ici est SIMPLE, toujours la même du début à la fin. L'étudiant apprendra vite à s'y retrouver et, pourvu qu'il fasse appel à son observation et à sa mémoire, les résultats qu'il obtiendra prouveront sûrement que cette méthode est aussi EFFICACE.

L'objectif visé par l'auteur sera atteint lorsque l'étudiant aura été amené à percer le sens des termes médicaux couramment employés dans le milieu hospitalier et à les utiliser à bon escient sans avoir à recourir constamment au dictionnaire.

Il s'agit là d'un objectif pratique s'apparentant à celui du personnel infirmier ayant la responsabilité de former des infirmiers-auxiliaires compétents, dont les qualifications répondent aux exigences précises du marché du travail hospitalier.

MÉTHODOLOGIE

Un cours de terminologie médicale de vingt-cinq à trente heures n'est pas toujours prévu aux programmes de nos écoles bien que, à long terme, cela nous semblerait représenter une économie de temps. Quoiqu'il en soit, seul ou avec l'aide d'une personne-ressource désignée à cette fin, l'élève trouvera de nombreux avantages à utiliser ce cahier de terminologie médicale.

La méthode employée est simple et facilement intelligible. *Analysons ensemble le premier exercice, page 1.*

Cet exercice est divisé en cinq parties, marquées A) B) C) D) et E).

En A), l'élève est d'abord confronté à une série de termes qui ont un élément commun. Dans notre exemple, l'élément commun est PATHIE. Puis, l'élève s'aperçoit que chaque *définition* de ces termes possède aussi un élément commun. Ici, l'élément commun est AFFECTION ou MALADIE.

L'élève inscrira ces deux constatations en B) et en C). Ayant identifié les éléments communs, l'élève établira facilement la correspondance entre eux et inscrira en D) la signification de PATHIE.

En E) maintenant, l'élève devra inscrire à quoi se rapportent les éléments ARTHRO, CARDIO, DERMO, GASTRO et HÉPATO qui, unis à PATHIE, ont formé la série de termes médicaux proposés en A). Le sens de ces éléments est facile à trouver puisque les définitions données en A) sont réduites à leur plus simple expression.

Nous aurons donc:

ARTHRO	*articulation*
CARDIO	*coeur*
DERMO	*peau*
GASTRO	*estomac*
HÉPATO	*foie*

Les quatre premiers exercices suivent ce modèle. À partir du cinquième exercice cependant (p. 7) la démarche a été simplifiée. Le raisonnement demeure le même mais les étapes B) C) et D) ont été regroupées en une seule. L'auteur estime, en effet, que l'élève peut maintenant établir mentalement la correspondance entre les éléments communs et tirer sa conclusion directement.

Enfin, les exercices se terminent tous par la liste des clés à retenir.

On s'étonnera peut-être que la matière à étudier ne porte jamais sur les termes médicaux eux-mêmes. Nous sommes convaincus que l'étudiant ne doit retenir *que* les CLÉS tout en développant l'habitude de composer et de décomposer des termes médicaux. Seule cette habileté lui permettra de « parler couramment » la langue médicale.

Dans la pratique, tout au long du cours, professeurs et élèves accumuleront spontanément leurs remarques et leurs observations. Dans « gastrOpathie » et « épigastrE », par exemple, l'idée d'*estomac* est traduite d'une part par « gastrO », d'autre part par « gastrE ».

On notera au passage que des lettres euphoniques ont dû, dans la constitution de la langue, se juxtaposer aux clés et permettre l'addition de deux ou trois de ces clés dans l'élaboration d'un même terme. C'est expérimentalement et par observation et déduction que l'étudiant découvrira la façon dont la langue médicale s'est façonnée.

Le but ultime visé par ce cahier est d'amener l'élève à comprendre les termes médicaux et à les utiliser. C'est grâce aux clés qu'il aura apprises qu'il pourra y arriver. Son travail présentera toujours une double difficulté: celle de décomposer les termes qu'il entend en se servant des clés qu'il possède déjà; celle aussi d'apprendre à juxtaposer des clés de façon à former des mots universellement connus et consacrés par l'usage. Cette dernière difficulté, sans doute la plus grande, demande une maîtrise peu commune. C'est à cette maîtrise que l'on ambitionne d'amener l'élève. Les tests de contrôle en font foi.

L'auteur n'offre pas dans ce cahier un relevé exhaustif de toutes les clés offertes par la langue médicale, celles-ci sont trop nombreuses. Cependant, des bases importantes sont posées, lesquelles permettront à l'élève de poursuivre son travail de façon personnelle, grâce à une méthode claire et structurée à laquelle il aura été suffisamment entraîné et rompu.

Premier exercice: PATHIE

A) Voici cinq termes médicaux et leurs définitions respectives.

1. arthroPATHIE	nom générique donné à toutes les AFFECTIONS ou MALADIES des _articulations_
2. cardioPATHIE	nom générique de toutes les AFFECTIONS du _cœur_
3. dermoPATHIE	nom générique de toutes les AFFECTIONS de la _peau_
4. gastroPATHIE	nom générique donné à toutes les AFFECTIONS de _l'estomac_
5. hépatoPATHIE	nom générique donné à toutes les AFFECTIONS du _foie_

B) L'élément commun aux cinq termes médicaux est _pathie_

C) L'élément commun apparaissant dans les cinq définitions de ces termes est _affections_

D) La signification de PATHIE est donc _maladies_

ou _affections_

E) D'après les définitions fournies, dites à quoi se rapportent

ARTHRO _articulations_

CARDIO _cœur_

DERMO _peau_

GASTRO _estomac_

HÉPATO _foie_

Clés à retenir: PATHIE
ARTHRO, CARDIO, DERMO, GASTRO, HÉPATO

Deuxième exercice: PHOBIE

A) Voici cinq termes médicaux et leurs définitions respectives.

1. érythroPHOBIE	CRAINTE ANGOISSANTE de la *couleur rouge*
2. gynéPHOBIE	ANGOISSE d'un névropathe éprouvée devant une *femme*
3. hématoPHOBIE	CRAINTE MORBIDE du *sang*
4. hydroPHOBIE	PEUR MORBIDE de *l'eau*
5. logoPHOBIE	CRAINTE MORBIDE de *parler*

B) L'élément commun aux cinq termes médiaux est *phobie*

C) L'élément commun apparaissant dans les cinq définitions de ces termes est

crainte angoissante → angoisse

crainte + peur ou *crainte morbide*

ou *peur morbide*

D) La signification de PHOBIE est donc *(crainte) angoissante ou (peur morbide) (good answer)*
crainte maladif

E) D'après les définitions fournies, dites à quoi se rapportent

ÉRYTHRO *couleur rouge*

GYNÉ *femme*

HÉMATO *sang*

HYDRO *l'eau*

LOGO *parler*

Clés à retenir: PHOBIE
ÉRYTHRO, GYNÉ, HÉMATO, HYDRO, LOGO

Troisième exercice: ORRAGIE

A) Voici cinq termes médicaux et leurs définitions respectives.

1. bronchORRAGIE	HÉMORRAGIE des *bronches*
2. cystORRAGIE	HÉMORRAGIE vésicale (de la *vessie*)
3. élytrORRAGIE	HÉMORRAGIE *vaginale*
4. entérORRAGIE	HÉMORRAGIE *intestinale*
5. métrORRAGIE	HÉMORRAGIE *utérine* survenant en dehors des règles

B) L'élément commun aux cinq termes médicaux est _orragie_

C) L'élément commun apparaissant dans les cinq définitions de ces termes est _____
hémorragie

D) La signification de ORRAGIE est donc _sang copieux saigner_ ↑gush (sang qui jaillit)

E) D'après les définitions fournies, dites à quoi se rapportent

BRONCH _bronches_

CYST _vessie_

ÉLYTR _vaginale_

ENTÉR _intestinale_

MÉTR _utérine_

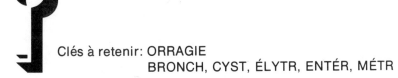

Clés à retenir: ORRAGIE
BRONCH, CYST, ÉLYTR, ENTÉR, MÉTR

√ **Quatrième exercice: ORRHÉE**

A) Voici cinq termes médicaux et leurs définitions respectives.

1. logORRHÉE	FLUX de *paroles*	
2. myxORRHÉE	ÉCOULEMENT abondant de *mucus*	
3. pyORRHÉE	ÉCOULEMENT de *pus*	
4. sialORRHÉE	SÉCRÉTION EXAGÉRÉE de *salive*	
5. spermatORRHÉE	ÉMISSION involontaire de *sperme*	

B) L'élément commun aux cinq termes médicaux est _orrhée_

C) L'élément commun apparaissant dans les cinq définitions de ces termes est _écoulement_

D) La signification de ORRHÉE est donc _écoulement (qui coule)_ (qui n'est pas du sang)

E) D'après les définitions fournies, dites à quoi se rapportent

LOG _paroles_

MYX _mucus_

PY _pus_

SIAL _salive_

SPERMATO _sperme_

Clés à retenir: ORRHÉE
LOG, MYX, PY, SIAL, SPERMATO

Avant de passer à l'exercice suivant, faites le test de contrôle 1, page 157.

Cinquième exercice: PTOSE

A) Voici cinq termes médicaux et leurs définitions respectives.

1. cardioPTOSE	DÉPLACEMENT DU *cœur* par suite de l'allongement de ses moyens de suspension (donc: une chute vers le bas)
2. colpoPTOSE	PROLAPSUS du *vagin*
3. entéroPTOSE	ABAISSEMENT du *côlon* (gros intestin)
4. gastroPTOSE	RELÂCHEMENT des moyens de fixité de l'*estomac*
5. mastoPTOSE	ABAISSEMENT des *glandes mammaires*

B) La signification de PTOSE est donc *abaissement*

C) D'après les définitions fournies, dites à quoi se rapportent:

CARDIO _(déplacement du) (cœur)_ (Voir ex. 1)

COLPO _vagin (abaissement)_ (Voir ex. 3)

ENTÉRO _côlon (abaissement)_ (Voir ex. 3)

GASTRO _estomac (déplacement)_ (Voir ex. 1)

MASTO _glandes mammaires_

Remarque: Deux radicaux peuvent traduire vagin: COLPO et ÉLYTR

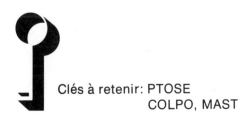

Clés à retenir: PTOSE
COLPO, MAST

Sixième exercice: PEXIE

A) Voici cinq termes médicaux et leurs définitions respectives.

1. cervicoPEXIE	FIXATION du *col utérin*
2. colpoPEXIE	FIXATION du *vagin*
3. entéroPEXIE	FIXATION de *l'intestin* à la paroi abdominale
4. gastroPEXIE	FIXATION de *l'estomac*
5. splénoPEXIE	FIXATION de la *rate*

B) La signification de PEXIE est donc _fixation_

C) D'après les définitions fournies, dites à quoi se rapportent:

COLPO _vagin_

ENTÉRO _l'intestin_

GASTRO _estomac_

CERVICO _col utérin_

SPLÉNO _rate_

Clés à retenir: PEXIE
CERVICO, SPLÉNO

Septième exercice: ORRAPHIE

A) Voici cinq termes médicaux et leurs définitions respectives.

1. angiORRAPHIE	SUTURE des *vaisseaux*
2. blépharORRAPHIE	SUTURE des *paupières*
3. cystORRAPHIE	SUTURE de la *vessie*
4. élytrORRAPHIE	SUTURE d'une portion de la muqueuse du *vagin*
5. cholécystORRAPHIE	SUTURE de la *vésicule biliaire*

B) La signification de ORRAPHIE est donc _Suture_

C) D'après les définitions fournies, dites à quoi se rapportent:

CYST _vessie_

ÉLYTR _vagin_

ANGIO _vaisseaux_

BLÉPHAR _paupières_

CHOLÉCYST _vésicule biliaire_

Remarque: Quel est le sens de CHOLÉ dans CHOLÉCYST?
Cholécyst se rapporte à vésicule biliaire
Cyste signifie vessie ou vésicule
Cholé signifie donc BILE.

Clés à retenir: ORRAPHIE
ANGIO, BLÉPHAR, CHOLÉ, CHOLÉCYST

Avant de passer à l'exercice suivant, faites le test de contrôle 2, page 159.

Huitième exercice: ITE

A) Voici quatorze termes médicaux et leurs définitions respectives.

1.	anITE	INFLAMMATION de *l'anus*
2.	aortITE	INFLAMMATION des tuniques de *l'aorte*
3.	dacryocystITE	INFLAMMATION du *sac* lacrymal (*des larmes*)
4.	encéphalITE	INFLAMMATION d'une partie plus ou moins étendue de *l'encéphale*
5.	endocardITE	INFLAMMATION de *l'endocarde*
6.	glossITE	INFLAMMATION des lésions de la *langue*
7.	kératITE	nom générique de toutes les INFLAMMATIONS de la *cornée*
8.	laryngITE	INFLAMMATION du *larynx*
9.	myélITE	INFLAMMATION de la *moelle épinière*
10.	myocardITE	INFLAMMATION du *myocarde*
11.	néphrITE	INFLAMMATION du *rein*
12.	névrITE	INFLAMMATION sur le trajet des *nerfs*
13.	spondylITE	INFLAMMATION des *vertèbres*
14.	stomatITE	INFLAMMATION de la muqueuse de la *bouche*

B) La signification de ITE est donc *inflammation*

C) D'après les définitions fournies, dites à quoi se rapportent:

AN	*anus*	LARYNG	*larynx*
AORT	*aorte*	MYÉL	*moelle épinière*
DACRYOCYST	*sac lacrymal (larme)*	MYOCARD	*myocarde*
ENCÉPHAL	*l'encéphale*	NÉPHR	*rein*
ENDOCARD	*l'endocarde*	NÉVR	*nerfs*
GLOSS	*langue*	SPONDYL	*vertèbres*
KÉRAT	*cornée*	STOMAT	*bouche*

Remarque: Notez les *trois* clés qui entrent dans la composition du terme DACRYOCYS-TITE. DACRYO, qui signifie larmes, CYST, qui signifie vésicule ou petit sac et ITE, qui signifie inflammation.

Clés à retenir: ITE

AN, AORT, DACRYOCYST, ENCÉPHAL, ENDOCARD, GLOSS, KÉRAT, LARYNG, MYÉL, MYOCARD, NÉPHR, NÉVR, SPONDYL, STOMAT

Avant de passer à l'exercice suivant, faites les tests de contrôle 3 et 4, page 161 et 163.

Neuvième exercice: ALGIE

A) Voici onze termes médicaux et leurs définitions respectives.

1. brachiALGIE	DOULEUR au _bras_	
2. céphalALGIE	DOULEUR provoquée à la _tête_ quelle qu'en soit la nature	
3. coxALGIE	DOULEUR de la _hanche_	
4. gonALGIE	DOULEUR du _genou_	
5. mélALGIE	DOULEURS des _membres_ observées surtout aux _membres inférieurs_	
6. odontALGIE	DOULEUR au niveau d'une _dent_	
7. proctALGIE	NÉVRALGIE anale (de l'_anus_)	
8. prosopALGIE	NÉVRALGIE _faciale_	
9. talALGIE	DOULEUR persistante au _talon_	
10. ténALGIE	DOULEUR au niveau des _tendons_	
11. ALGOphobie	_crainte_ exagérée de la DOULEUR	

B) La signification de ALGIE est donc _douleur_

C) D'après les définitions fournies, dites à quoi se rapportent:

BRACHI	bras	PROCT	anus
CÉPHAL	tête	PROSOP	faciale
COX	hanche	TAL	talon
GON	genou	TÉN	tendons
MÉL	membres	PHOBIE	crainte
ODONT	dent		

Clés à retenir: ALGIE
BRACHI, CÉPHAL, COX, GON, MEL, ODONT,
PROCT, PROSOP, TAL, TEN.

Avant de passer à l'exercice suivant, faites le test de contrôle 5, page 165.

Dixième exercice: A ou AN

A) Voici quarante termes médicaux et leurs définitions respectives.

1.	Acéphalie	monstruosité consistant en l'ABSENCE d'une portion de la *tête* ou de la *tête* entière
⌐ 2.	Achilie ou Achélie ou Acheilie	ABSENCE congénitale totale ou partielle des *lèvres*
3.	Acinésie ou Akinésie	PRIVATION de *mouvement*. Paralysie
4.	Acorée	ABSENCE congénitale de la *pupille*
5.	Agalactie ou Agalaxie	ABSENCE de sécrétion *lactée* (lait) après l'accouchement
6.	Agastrie	ABSENCE *d'estomac* à la suite de résection totale
7.	Aglobulie	DIMINUTION du nombre total des *globules rouges*
8.	Aglossie	ABSENCE congénitale de la *langue*
➞9.	Agnathie	ABSENCE congénitale du *maxillaire inférieur* (mâchoire)
➞10.	Agueusie	diminution ou ABSENCE complète du sens du *goût*
11.	Amnésie	PERTE totale ou partielle de la *mémoire*
12.	Amyxie	ABSENCE de sécrétion muqueuse *(mucus)*
➤13.	ANalgie	PERTE totale de la sensibilité à la *douleur*
14.	ANémie	APPAUVRISSEMENT du *sang* caractérisé par la diminution notable d'un, de plusieurs ou de tous les éléments
15.	ANesthésie	PRIVATION générale ou partielle de la faculté de *sentir*; PERTE générale ou partielle de la *sensibilité*
⌐ 16.	ANopsie	PRIVATION de la *vue*
17.	ANorchidie	ABSENCE congénitale de l'une ou des deux *glandes spermatiques*. On donne également ce nom à l'absence totale de la sécrétion interne du *testicule*

18. ANorexie	PERTE ou DIMINUTION de *l'appétit*
19. ANosmie	PERTE complète ou DIMINUTION de *l'odorat*
20. ANovarie	ABSENCE ou APLASIE plus ou moins complète de l'un ou des deux *ovaires*
21. ANurie	ABSENCE *d'urine* dans la vessie
22. Apepsie	trouble du processus chimique de la *digestion* caractérisé par la DISPARITION de la réaction fermentive du suc gastrique
23. Aphakie	ABSENCE de *cristallin* d'origine traumatique ou opératoire
24. Aphasie	PERTE de la mémoire des *signes* au moyen desquels l'homme échange ses idées avec ses semblables (*langage*)
25. Aphémie	IMPOSSIBILITÉ d'exprimer les idées et les sentiments en se servant de la *parole*
26. Aphonie	PERTE plus ou moins complète de la *voix*
27. Aplasie	arrêt, ABSENCE de *développement* d'un tissu ou d'un organe survenant après la naissance
28. Aprosopie	ABSENCE congénitale de la *face*
29. Apyrexie	ABSENCE de *fièvre*
30. Arythmie	PERTE du *rythme* cardiaque
31. Asialie	ABSENCE de *salive*
32. Astasie	PERTE plus ou moins complète de la faculté de garder la *station verticale*
33. Abasie	PERTE plus ou moins complète de la faculté de *marcher*
34. Astasie-Abasie	IMPOSSIBILITÉ de garder la *station debout* et de *marcher*
35. Athelie	ABSENCE congénitale du mamelon ~~nipples~~

12

36. Atonie	DIMINUTION de la *tonicité* normale d'un organe contractile
37. Atrésie	OCCLUSION complète ou incomplète, congénitale ou acquise d'un *orifice* ou d'un conduit naturel
38. Atrichie *alopecia*	ABSENCE complète des *poils*
39. Atrophie	DÉFAUT de *nutrition* des organes et des tissus
40. Avasculaire	DÉPOURVU de *vaisseau*

Remarque: Très souvent, comme ici, le terme désignant une maladie se termine par le suffixe ie

B) La signification de « A » ou « AN » est donc _absence de ou perte_

C) D'après les définitions fournies, dites à quoi se rapportent:

CÉPHALie	*tête*	ESTHÉSIE	*sentir, sensibilité*
CHILie, CHELie, CHEILie	*lèvres* (lips)	OPSie	*vue*
		ORCHIDie	*Glandes spermatiques - testicule*
CINÉSie, KINÉSie	*mouvement*	OREXie	*appétit*
CORÉE	*pupille*	OSMie	*l'odorat*
GALACTie, GALAXie	*abs. de lait (lactation)*	OVARie	*ovaires*
GASTRie	*estomac*	URie	*d'urine*
GLOBULie	*globule rouges*	PEPSie	*digestion*
GLOSSie	*langue*	PHAKie	*cristallin*
GNATHie	*maxillaire inférieur (mâchoire)*	PHASie	*signes ou langage*
GUEUSie	*goût*	PHÉMie	*parole*
MNÉSie	*mémoire* ~~sang~~	PHONie	*voix*
MYXie	*mucus*	PLASie	*développement*
ÉMie	*sang*	PROSOPie	*face*

PYREXie	*fièvre*	TONie	*tonicité*
RYTHMie	*rythme*	TRÉSie	*orifice*
SIALie	*salive*	TRICHie	*poils*
STASie	*station verticale*	TROPHie	*nutrition*
BASie	*marcher*	VASCULAIRE	*vaisseau*
THÉLie	*mamelon*		

Clés à retenir: A ou AN

CÉPHALie, CHILie, CHELie, CHEILie, CINÉSie, KINÉSie, CORÉE, GALACTie, GALAXie, GASTRie, GLOBULie, GNATHie, GUEUSie, MNÉSie, MYXie, ÉMie, ESTHÉSie, OPSie, ORCHIDie, OREXie, OSMie, OVARie, URie, PEPSie, PHAKie, PHASie, PHÉMie, PHONie, PLASie, PROSOPie, PYREXie, RYTHMie, SIALie, STASie, BASie, THÉLie, TONie, TRESie, TRICHie, TROPHie, VASCULAIRE

Avant d'aller plus loin, mémorisez parfaitement les clés relevées depuis le début. Assurez-vous de bien posséder le sens de chacune d'elles.

1.	a, an	absence de	48.	métr	utérus
2.	algie	douleur	49.	mnésie	mémoire
3.	an	anus	50.	my	muscle
4.	angio	vaisseau	51.	myel	moelle épinière
5.	aort	aorte	52.	myocard	myocarde
6.	arthr	articulation	53.	myx	mucus
7.	basie	marcher	54.	néphr	rein
8.	bléphar	paupière	55.	névr	nerf
9.	brachi	bras	56.	odont	dent
10.	bronch	bronches	57.	odynie	douleur
11.	cardio	cœur	58.	opsie	vue
12.	céphal	tête	59.	orchid	testicules
13.	cervico	col (utérus-vessie)	60.	orexie	appétit
14.	chél, chil, cheil	lèvres	61.	orragie	qui jaillit (sang)
15.	cholé	bile	62.	orraphie	suture
16.	cholécyst	vésicule biliaire	63.	orrhée	qui coule
17.	cines, kines	mouvement	64.	osmie	odorat
18.	colpo	vagin	65.	ovarie	ovaire
19.	corée	pupille	66.	pathie	maladie
20.	cox	hanche	67.	pepsie	digestion
21.	cyst	vessie	68.	pexie	fixation
22.	dacryo	larme	69.	phasie	langage
23.	dermo	peau	70.	phakie	cristallin
24.	élytr	vagin	71.	phémie	parole
25.	émie	sang	72.	phobie	peur morbide
26.	encéphal	cerveau	73.	phonie	voix
27.	endocard	endocarde	74.	plasie	développement
28.	entér	intestin	75.	proct	anus
29.	érythro	rouge	76.	prosopie	face
30.	esthésie	sensibilité	77.	ptose	chute, relâchement
31.	galact, galax	lait	78.	py	pus
32.	gastr	estomac	79.	pyrexie	fièvre
33.	globul	globules rouges	80.	rythmie	rythme
34.	gloss	langue	81.	sial	salive
35.	gnath	mâchoire	82.	spermato	sperme
36.	gon	genou	83.	spléno	rate
37.	gueus	goût	84.	spondyl	vertèbre
38.	gyné	femme	85.	stasie	station verticale
39.	hémato	sang	86.	stomat	bouche
40.	hépato	foie	87.	tal	talon
41.	hydro	eau	88.	ten	tendon
42.	ite	inflammation	89.	thélie	mamelon
43.	kérat	cornée	90.	tonie	tonus musculaire
44.	laryng	larynx	91.	trésie	trou, orifice
45.	logo	parole	92.	trichie	poils
46.	mast	mamelle	93.	trophie	nutrition (des orga-nes — des tissus)
47.	mél	membres			

Douzième exercice: RÉVISION

Les termes médicaux présentés dans cet exercice ont déjà été vus. Décomposez chacun d'eux pour retrouver sa signification. Le nombre en italique placé en regard de chacun d'eux indique à quelle page retrouver la définition.

Il serait préférable que ce travail se fasse <u>oralement</u> en présence d'un professeur qui puisse vérifier la compréhension du vocabulaire médical.

1.	abasie	*11*	47.	asialie	*11*
2.	acéphalie	*10*	48.	astasie-abasie	*11*
3.	achélie	*10*	49.	athélie	*11*
4.	acheilie	*10*	50.	atonie	*12*
5.	achilie	*10*	51.	atrésie	*12*
6.	acinésie	*10*	52.	atrichie	*12*
7.	acorée	*10*	53.	atrophie	*12*
8.	agalactie	*10*	54.	avasculaire	*12*
9.	agalaxie	*10*	55.	blépharorraphie	*159*
10.	agastrie	*10*	56.	brachialgie	*9*
11.	aglobulie	*10*	57.	bronchite	*161*
12.	aglossie	*10*	58.	bronchopathie	*157*
13.	agnathie	*10*	59.	bronchorragie	*3*
14.	agueusie	*10*	60.	bronchorrhée	*157*
15.	akinésie	*10*	61.	cardiacalgie	*165*
16.	algophobie	*9*	62.	cardiopathie	*1*
17.	amnésie	*10*	63.	cardioptose	*5*
18.	amyxie	*10*	64.	cardiorraphie	*163*
19.	analgie	*10*	65.	céphalalgie	*9*
20.	anémie	*10*	66.	cervicite	*163*
21.	anesthésie	*10*	67.	cervicopexie	*6*
22.	angialgie	*165*	68.	cervico-vaginite	*161*
23.	angiocardite	*161*	69.	cholécystopathie	*161*
24.	angiocholécystite	*163*	70.	cholécystorraphie	*7*
25.	angiocholite	*163*	71.	colpopexie	*6*
26.	angiorraphie	*7*	72.	colpoptose	*5*
27.	anite	*8*	73.	coxalgie	*9*
28.	anopsie	*10*	74.	cystalgie	*165*
29.	anorchidie	*10*	75.	cystite	*161*
30.	anorexie	*11*	76.	cystodynie	*165*
31.	anosmie	*11*	77.	cystopexie	*161*
32.	anovarie	*11*	78.	cystorragie	*3*
33.	anurie	*11*	79.	cystorraphie	*7*
34.	aortite	*8*	80.	dermalgie	*165*
35.	apepsie	*11*	81.	dermatite	*163*
36.	aphakie	*11*	82.	dermatophobie	*161*
37.	aphasie	*11*	83.	dermopathie	*1*
38.	aphémie	*11*	84.	élytrorraphie	*7*
39.	aphonie	*11*	85.	élytrorragie	*3*
40.	aplasie	*11*	86.	encéphalite	*8*
41.	aprosopie	*11*	87.	encéphalorragie	*161*
42.	apyrexie	*11*	88.	endocardite	*8*
43.	arthrite	*163*	89.	entéralgie	*165*
44.	arthrodynie	*165*	90.	entérite	*161*
45.	arthropathie	*1*	91.	entéro-myxorrhée	*161*
46.	arythmie	*11*	92.	entéropexie	*6*

Treizième exercice: ECTOMIE

A) Voici vingt-cinq termes médicaux et leurs définitions respectives.

1.	adénECTOMIE	ABLATION d'une *glande*; ABLATION des *végétations adénoïdes*
2.	amygdalECTOMIE	ABLATION totale des deux *amygdales*
3.	artériECTOMIE	RÉSECTION d'un segment *artériel* plus ou moins étendu et du plexus sympathique qui l'entoure
4.	chondrECTOMIE	RÉSECTION de *cartilage*
5.	clitoridECTOMIE	ABLATION du *clitoris*
6.	colECTOMIE	RÉSECTION de la totalité ou d'une partie du *côlon*
7.	costECTOMIE	RÉSECTION d'une *côte*
8.	embolECTOMIE	ABLATION chirurgicale du *caillot* qui provoque l'embolie
9.	endECTOMIE	ABLATION d'une muqueuse qui tapisse le *dedans* d'une cavité
10.	gangliECTOMIE	ABLATION d'un *ganglion*
11.	gastro-œsophagECTOMIE	RÉSECTION du tiers inférieur de *l'œsophage* et de la moitié supérieure de *l'estomac*
12.	gastro-pylorECTOMIE	RÉSECTION d'une partie de *l'estomac* et du *pylore*
13.	hypophysECTOMIE	ABLATION de la glande pituitaire *(hypophyse)*
14.	hysterECTOMIE	ABLATION de *l'utérus* en totalité ou en partie
15.	iridECTOMIE	RÉSECTION partielle de *l'iris*
16.	lithECTOMIE	ABLATION d'un *calcul* ou *pierre*
17.	lipECTOMIE	ABLATION d'un large coin de tissu *graisseux* prélevé de la paroi abdominale d'un sujet obèse
18.	pancréatECTOMIE	EXTIRPATION totale ou partielle du *pancréas*
19.	pharyngECTOMIE	ABLATION du *pharynx* en totalité ou en partie
20.	pneumECTOMIE	EXCISION d'une partie plus ou moins étendue d'un *poumon* ou d'un *poumon* entier
21.	salpingECTOMIE	ABLATION de l'une ou des deux *trompes utérines*
22.	sclérECTOMIE	RÉSECTION de la *sclérotique*

23. sinusECTOMIE	SUPPRESSION du *sinus* frontal
24. sphincterECTOMIE	RÉSECTION d'un *sphincter*
25. urétérECTOMIE	RÉSECTION d'une partie de *l'uretère*

B) La signification de ECTOMIE est donc *ablation ou résection*

C) D'après les définitions fournies, dites à quoi se rapportent:

ADEN	glande (adénoïdes)	HYPOPHYS	gland pituitaire (hypophyse)
AMYGDAL	amygdales	HYSTER	l'utérus
ARTÉRI	artériel	IRID	l'iris
CHONDR	cartilage	LITH	calcul ou pierre
CLITORID	clitoris	LIP	tissue graisseux
COL	côlon	PANCRÉAT	pancréas
COST	côte	PHARYNG	pharynx
EMBOL	caillot (emboli)	PNEUM	poumon
END	le dedans (d'une cavité)	SALPING	trompes utérines
GANGLI	ganglion	SCLÉR	sclérotique
GASTRO-ŒSOPHAG	l'œsophage estomac	SINUS	sinus
		SPHINCTER	sphincter
GASTRO-PYLOR	estomac et pylore	URÉTER	l'uretère

Remarque: HYSTER est synonyme de MÉTR

Clés à retenir: ECTOMIE
ADEN, AMYGDAL, ARTÉRI, CHONDR, CLITORID, COL, COST, EMBOL, END, GANGLI, ŒSOPHAG, PYLOR, HYPOPHYS, HYSTER, IRID, LITH, LIP, PAN-CRÉAT, PHARYNG, PNEUM, SALPING, SCLÉR, SINUS, SPHINCTER, URÉTER

Avant de passer à l'exercice suivant, faites le test de contrôle 6, page 167.

Quatorzième exercice: TOMIE

A) Voici trente-sept termes médicaux et leurs définitions respectives.

1. amygdaloTOMIE	SECTION des *amygdales*
—2. auriculoTOMIE	a) OUVERTURE chirurgicale d'une *oreillette* du cœur *atrium* b) OUVERTURE chirurgicale limitée d'un *auricule* cardiaque
3. cholédochoTOMIE	INCISION du *cholédoque* (cholé: bile, doch: qui conduit)
—4. chondroTOMIE	SECTION d'un *cartilage* costal
5. coccygoTOMIE	SECTION du *coccyx*
— 6. cœlioTOMIE	opération qui consiste à OUVRIR la cavité abdominale (*ventre*)
7. duodénoTOMIE	INCISION du *duodénum*
8. épididymoTOMIE	INCISION de l'*épididyme*
9. iridoTOMIE	SECTION de l'*iris*
— 10. kéloTOMIE	OPÉRATION de la *hernie* étranglée
11. laparoTOMIE	INCISION chirurgicale de la *paroi abdominale* et du *péritoine* (les flancs)
12. lomboTOMIE	OUVERTURE chirurgicale de la région lombaire *(lombes)*
13. médiastinoTOMIE	nom donné aux OPÉRATIONS qui ont pour but d'atteindre les organes situés dans le *médiastin* : bronches, trachée, œsophage, etc.
— 14. myringoTOMIE	INCISION du *tympan*
15. œsophagoTOMIE	opération qui consiste à SECTIONNER un rétrécissement de l'*œsophage*
— 16. omphaloTOMIE	SECTION du cordon *ombilical* (ombilic)
— 17. oschéoTOMIE	RÉSECTION d'une partie du *scrotum*
18. pancréatoTOMIE	INCISION chirurgicale du *pancréas*
19. péricardoTOMIE	INCISION faite au *péricarde*
20. périnéoTOMIE	INCISION du *périnée*

21. périTOMIE — EXCISION du prépuce en totalité ou en partie, circoncision (péri: autour)

22. pharyngoTOMIE — OUVERTURE chirurgicale du *pharynx*

23. phléboTOMIE — a) INCISION d'une *veine* pratiquée pour extraire un caillot, introduire un cathéter ou évacuer une certaine quantité de sang;
b) saignée veineuse

24. pleuroTOMIE — OUVERTURE de la *plèvre* au bistouri

25. prostatoTOMIE — INCISION de la *prostate*

26. pubioTOMIE — opération qui consiste à SECTIONNER le *pubis*

27. pyéloTOMIE — INCISION pratiquée sur le *bassinet*

28. pyloroTOMIE — INCISION du *pylore*

29. rectoTOMIE — INCISION du *rectum*

30. rhinoTOMIE — opération qui consiste à pratiquer une large BRÈCHE dans la face pour découvrir la partie antérieure des fosses du *nez*

31. scléroticoTOMIE — INCISION de la *sclérotique*

32. sternoTOMIE — SECTION chirurgicale du *sternum*

33. straboTOMIE — déplacement de l'insertion scléroticale de l'un des muscles de l'œil pour remédier au *strabisme*

34. trachéoTOMIE — INCISION chirurgicale de la *trachée*

35. urétroTOMIE — INCISION de la paroi de *l'urètre*

36. valvuloTOMIE — SECTION opératoire des *valvules* cardiaques

37. ventriculoTOMIE — a) OUVERTURE chirurgicale d'un *ventricule* du cœur
b) OUVERTURE chirurgicale d'un *ventricule* cérébral

B) La signification de TOMIE est donc *section incision et ouverture*

C) D'après les définitions fournies, dites à quoi se rapportent:

AMYGDALO	*amygdales*	CHONDRO	*cartilage*
AURICULO	*auricule oreillette*	COCCYGO	*coccyx*
CHOLÉDOCHO	*cholédoque*	CŒLIO	*ventre*

DUODÉNO	*duodénum*	PHLÉBO	*veine*
ÉPIDIDYMO	*l'épididyme*	(PLEURO)	*plèvre*
IRIDO	*l'iris*	PROSTATO	*prostate*
(KÉLO)	*hernie*	PUBIO	*pubis*
LAPARO	*paroi abdominal et péritoine*	PYÉLO	*bassinet*
LOMBO	*lombes lombaire*	PYLORO	*pylore*
MÉDIASTINO	*médiastin*	RECTO	*rectum*
(MYRINGO)	*tympan*	RHINO	*nez*
ŒSOPHAGO	*l'œsophage*	SCLÉROTICO	*sclérotique*
OMPHALO	*ombilical*	STERNO	*sternum*
(OSCHÉO)	*scrotum*	STRABO	*strabisme*
PANCRÉATO	*pancréas*	TRACHÉO	*trachée*
PÉRICARDO	*péricarde*	URÉTRO	*l'urètre*
PÉRINÉO	*périnée*	VALVULO	*valvules*
PÉRI	*(autour) prépuce*	VENTRICULO	*ventricule*
PHARYNGO	*pharynx*		

Clés à retenir: TOMIE
AURICULO, CHOLÉDOCHO, COCCYGO, CŒLIO, DUODÉNO, ÉPIDIDYMO,
KÉLO, LAPARO, LOMBO, MÉDIASTINO, MYRINGO, OMPHALO, OSCHÉO,
PÉRICARDO, PÉRINÉO, PHLÉBO, PLEURO, PROSTATO, PUBIO, PYÉLO,
RECTO, RHINO, SCLÉROTICO, STERNO, STRABO, TRACHÉO, URÉTRO,
VALVULO, VENTRICULO

Avant de passer à l'exercice suivant, faites le test de contrôle 7, page 169.

Quinzième exercice: MALACIE

A) Voici dix termes médicaux et leurs définitions respectives.

1.	cérébroMALACIE	RAMOLLISSEMENT du _cerveau_
2.	chondroMALACIE	RAMOLLISSEMENT des _cartilages_
3.	encéphaloMALACIE	RAMOLLISSEMENT du _cerveau_
4.	œsophagoMALACIE	RAMOLLISSEMENT de la paroi de l'_œsophage_
5.	ophtalmoMALACIE	atrophie de l'_œil_ caractérisée par le RAMOLLISSEMENT avec diminution du volume du globe
6.	ostéoMALACIE	déminéralisation squelettique généralisée, par INSUFFISANCE DE FIXATION phospho-calcique sur la trame protéique de l'_os_
7.	phacoMALACIE	RAMOLLISSEMENT du _cristallin_
8.	scléroMALACIE	altération avec RAMOLLISSEMENT de la _sclérotique_ de l'œil
9.	trichoMALACIE	maladie du cuir chevelu caractérisée, chez l'enfant, par une alopécie en plaques mal limitées, portant quelques _cheveux_ très larges et d'une extrême MOLLESSE
10.	trachéoMALACIE	RAMOLLISSEMENT de la _trachée_

B) La signification de MALACIE est donc _ramollissement_

C) D'après les définitions fournies, dites à quoi se rapportent:

CÉRÉBRO	cerveau	OSTÉO	os
CHONDRO	cartilages	PHACO	cristallin
ENCÉPHALO	cerveau	SCLÉRO	sclérotique
ŒSOPHAGO	l'oesophage	TRICHO	cheveux
OPHTALMO	l'oeil	TRACHÉO	trachée

Clés à retenir: MALACIE
CÉRÉBRO, OPHTALMO, OSTÉO, PHACO, SCLÉRO, TRICHO

Seizième exercice: PLÉGIE

A) Voici dix termes médicaux et leurs définitions respectives.

— 1. diPLÉGIE   PARALYSIE des *deux* côtés du corps ou bilatérale

2. hémiPLÉGIE   PARALYSIE frappant une *moitié* du corps

3. paraPLÉGIE   PARALYSIE des deux membres supérieurs, des deux membres inférieurs ou des quatre membres. Ce terme n'est guère usité que pour désigner la PARALYSIE des deux membres inférieurs. (Para implique une idée d'imperfection, de chose incomplète)

4. psychoPLÉGIE *amnésie*   accès transitoire de PARALYSIE touchant *l'esprit* et se manifestant sous forme de désorientation ou d'amnésie

5. quadriPLÉGIE   PARALYSIE des *quatre* membres

— 6. stauroPLÉGIE   PARALYSIE croisée *(croix)* d'un membre supérieur et du membre inférieur de l'autre côté

7. triPLÉGIE   PARALYSIE d'une moitié du corps accompagnée d'un membre du côté opposé, donc de *trois* membres, pour ne parler que des membres

— 8. cycloPLÉGIE   PARALYSIE totale et circulaire *(cercle)* de l'appareil visuel comprenant la musculature interne et externe de l'œil; les yeux sont immobilisés en position moyenne, les pupilles fixes, dilatées

9. laloPLÉGIE   PARALYSIE du sens de la *parole*

10. logoPLÉGIE   PARALYSIE du sens de la *parole*

B) La signification de PLÉGIE est donc _paralysie_

C) D'après les définitions fournies, dites à quoi se rapportent:

DI	(deux) côté du corp	STAURO	croix croisée (membres)
HÉMI	moitié (du corps)	TRI	trois (membres)
PARA	(membres) 2 ou 4	CYCLO	cercle (l'œil)
PSYCHO	l'esprit	LALO	parole
QUADRI	quatre (membres)	LOGO	parole

Clés à retenir: PLÉGIE
DI, HÉMI, PARA, PSYCHO, QUADRI, STAURO, TRI, CYCLO, LALO

Dix-septième exercice: CHALASIS

A) Voici quatre termes médicaux et leurs définitions respectives.

1. blépharoCHALASIS	atrophie du derme des _paupières_, accompagnée de RE-LÂCHEMENT du tissu cellulaire sous-cutané
2. cheiloCHALASIS	RELÂCHEMENT avec atrophie du tégument des _lèvres_
3. otoCHALASIS	RELÂCHEMENT avec atrophie des téguments des lobules des _oreilles_
4. aCHALASIE	_absence_ de RELÂCHEMENT des sphincters. Ex.: l'achalasie du cardia

B) La signification de CHALASIS est donc _relâchement_

C) D'après les définitions fournies, dites à quoi se rapportent:

BLÉPHAR _atrophie du derme des paupières_

CHEILO _atrophie du tégument des lèvres_

OTO _atrophie des téguments des lobules des oreilles_

A _(absence) des sphincters_

Clés à retenir: CHALASIS
OTO

Avant de passer à l'exercice suivant, faites le test de contrôle 8, page 171.

Dix-huitième exercice: STOMIE

A) Voici vingt-cinq termes médicaux et leurs définitions respectives.

1. aSTOMIE		_absence_ congénitale de l'orifice buccal ou BOUCHE et de la cavité correspondante
2. cacoSTOMIE		_mauvaise_ odeur de la BOUCHE quelle qu'en soit la cause
3. cholangioSTOMIE		ABOUCHEMENT à la peau d'un _conduit biliaire_
4. cholécystentéroSTOMIE		opération qui consiste à ABOUCHER la _vésicule biliaire_ dans l'_intestin_
5. cholécystoSTOMIE		ouverture de la _vésicule biliaire_ avec ABOUCHEMENT des lèvres de l'incision vésiculaire aux lèvres de l'incision cutanée
6. cholédochoSTOMIE		ouverture du _canal cholédoque_ avec ABOUCHEMENT des lèvres de l'incision du canal aux lèvres de l'incision cutanée
7. colorectoSTOMIE		opération qui consiste à ABOUCHER une anse du _gros intestin_ au _rectum_
8. cystoSTOMIE		opération qui consiste à ABOUCHER la _vessie_ à la paroi abdominale
9. duodénoSTOMIE		création d'une BOUCHE sur le _duodénum_
10. dysSTOMIE		nom générique qui désigne les différentes _difficultés_ ou troubles de l'articulation (par la BOUCHE, donc) des différents sons; i.e. le zézaiement, le chuintement, etc.

lisping

11. entéroSTOMIE		établissement d'une BOUCHE temporaire ou permanente entre une anse _intestinale_ et la paroi abdominale
12. gastro-entéroSTOMIE		opération qui consiste à ABOUCHER l'_estomac_ à une anse _intestinale_
13. gastroSTOMIE		opération consistant à établir une BOUCHE permanente qui fait communiquer l'_estomac_ et la paroi abdominale
14. hépaticoSTOMIE		ABOUCHEMENT à la peau du _canal hépatique_

15.	iléoSTOMIE	création d'un anus ou BOUCHE artificielle au niveau de la dernière partie de l'*intestin grêle* ou *iléon*.
16.	macroSTOMIE *lots*	fissure commissurable unie ou bilatérale augmentant *considérablement* la fente de la BOUCHE et due à un vice de développement de la face
17.	néphroSTOMIE	établissement d'une BOUCHE artificielle au niveau du *rein*
18.	œsophagoSTOMIE	opération qui consiste à pratiquer sur l'*œsophage*, au-dessous d'un point rétréci, un orifice, ou BOUCHE, permanente par laquelle on peut alimenter le malade
19.	pancréatoSTOMIE	établissement d'une fistule, ou BOUCHE, faisant communiquer le canal *pancréatique* avec l'extérieur
20.	pharyngoSTOMIE	ABOUCHEMENT à la peau de la cavité *pharyngée*
21.	pyéloSTOMIE	établissement d'une fistule ou BOUCHE artificielle au niveau du *bassinet*
22.	pyloroSTOMIE	BOUCHE au niveau de l'estomac et destinée à remédier à une sténose œsophagienne. Cette BOUCHE est pratiquée au niveau du *pylore* dont le sphincter sert d'orifice alimentaire à l'estomac
23.	typhloSTOMIE	création d'un ANUS artificiel au niveau du *cæcum*
24.	urétéroSTOMIE	taille d'un *uretère* pratiquée par la voie lombaire ou iliaque, avec implantation de l'*uretère* à la peau, de façon à produire une BOUCHE artificielle
25.	urétroSTOMIE	ouverture de l'*urètre* et création d'une BOUCHE artificielle en cas de rétrécissement infranchissable.

confusing

B) La signification de STOMIE est donc _bouche ou abouchement_

C) D'après les définitions fournies, dites à quoi se rapportent:

A	_absence_	CHOLÉCYST	_véssicule biliaire l'intestin_
CACO	_mauvaise_	CHOLÉDOCHO	_canal cholédoque_
CHOLANGIO	_conduite biliaire_	COLORECTO	_gras intestin au rectum_

CYSTO	*vessie*	ŒSOPHAGO	*l'œsophage*
DUODÉNO	*duodénum*	PANCRÉATO	*pancréatique*
DYS	*difficulté*	PHARYNGO	*pharyngée*
ENTÉRO	*intestinale*	PYÉLO	*bassinet*
GASTRO	*estomac*	PYLORO	*pylore*
HÉPATICO	*canal hépatique*	TYPHLO	*cæcum*
ILÉO	*l'intestin grêle ou iléon*	URÉTÉRO	*uretère*
MACRO	*considérablement*	URÉTRO	*urètre*
NÉPHRO	*rein*		

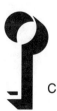

Clés à retenir: STOMIE
CACO, DYS, ILÉO, MACRO, TYPHLO

Avant de passer à l'exercice suivant, faites le test de contrôle 9, page 173.

Dix-neuvième exercice: ECTASIE

A) Voici cinq termes médicaux et leurs définitions respectives.

1. angiECTASIE	nom générique désignant toutes les DILATATIONS de _vaisseaux_
2. cardiECTASIE	DILATATION partielle ou totale du _cœur_
3. bronchECTASIE	DILATATION des _bronches_
4. cholécystECTASIE	DISTENTION de la _vésicule biliaire_
5. gastrECTASIE	DILATATION de _l'estomac_

B) La signification de ECTASIE est donc ___dilatation___

C) D'après les définitions fournies, dites à quoi se rapportent:

ANGI ___vaisseaux___   CHOLÉCYST ___vésicule biliaire___

CARDI ___cœur___   GASTR ___l'estomac___

BRONCH ___bronches___

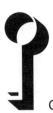

Clé à retenir: ECTASIE

Avant de passer à l'exercice suivant, faites le test de contrôle 10, page 175.

Vingtième exercice: CELE

A) Voici dix termes médicaux et leurs définitions respectives

1. appendicoCÈLE	HERNIE de l'*appendice*	
2. cystoCÈLE	HERNIE de la *vessie*	
—3. élytroCÈLE	HERNIE de l'intestin refoulant la paroi du *vagin* à travers la vulve	
4. exomphaloCÈLE	HERNIE de l'*ombilic* formant saillie vers l'extérieur (en dehors)	
5. gastroCÈLE	HERNIE de l'*estomac*	
6. laparoCÈLE	HERNIE s'échappant par un point de la paroi *abdominale*	
7. laryngoCÈLE	tumeur gazeuse du cou formée par une HERNIE de la muqueuse du *larynx*	
8. néphroCÈLE	HERNIE du *rein*	
9. ovarioCÈLE	HERNIE de l'*ovaire*	
10. pneumoCÈLE	HERNIE du *poumon*	

B) La signification de CELE est donc _hernie_

C) D'après les définitions fournies dites à quoi se rapportent:

APPENDICO	*l'appendice*	LAPARO	*abdominale*
CYSTO	*vessie*	LARYNGO	*larynx*
ÉLYTRO	*vagin*	NÉPHRO	*rein*
EX	*ombilic (en dehors)*	OVARIO	*l'ovaire*
OMPHALO	*ombilic*	PNEUMO	*poumon*
GASTRO	*l'estomac*		

Clés à retenir: CELE
EX

Vingt-et-unième exercice: SCOPIE

A) Voici dix termes médicaux et leurs définitions respectives

1. angioSCOPIE	EXAMEN des *vaisseaux*	
2. bronchoSCOPIE	EXAMEN de la cavité des *bronches*	
— 3. cœlioSCOPIE	EXAMEN visuel direct de la cavité abdominale (*ventre*)	
4. cystoSCOPIE	EXAMEN de la *vessie*	
5. dermatoSCOPIE	EXAMEN de la surface de la *peau*	
6. gastroSCOPIE	EXAMEN direct de la cavité de l'*estomac* à l'aide d'un instrument spécial (gastroSCOPE) introduit par l'œsophage	
7. laryngoSCOPIE	EXAMEN de la cavité du *larynx*	
— 8. pyéloSCOPIE	OBSERVATION radioSCOPIQUE du *bassinet*	
9. rectoSCOPIE	EXAMEN de la cavité du *rectum* et même de l'S iliaque à l'aide d'un rectoSCOPE	
— 10. salpingoSCOPIE	EXAMEN de l'orifice interne de la *trompe* d'Eustache à l'aide d'un appareil appelé salpingoSCOPE	*fallopian tubes*

B) La signification de SCOPIE est donc ___*examen*___

C) D'après les définitions fournies, dites à quoi se rapportent:

ANGIO	*vaisseaux*	GASTRO	*estomac*
BRONCHO	*bronches*	LARYNGO	*larynx*
CŒLIO	*ventre*	PYÉLO	*bassinet*
CYSTO	*vessie*	RECTO	*rectum*
DERMATO	*peau*	SALPINGO	*trompe*

Remarque: D'après la définition fournie nous voyons que SALPINGO se rapporte à *trompe d'Eustache* autant qu'à *trompe utérine*.

Clé à retenir: SCOPIE

Vingt-deuxième exercice: CINÉSIE

A) Voici cinq termes médicaux et leurs définitions respectives

1. aCINÉSIE	*manque complet* de MOUVEMENT
2. bradyCINÉSIE	*lenteur* des MOUVEMENTS volontaires
3. dysCINÉSIE	*difficulté* des MOUVEMENTS
4. hydroCINÉSIthérapie	*traitement*, thérapie visant la rééducation du MOUVE-MENT et utilisant à cet effet *l'eau* en piscine
5. hyperCINÈSE	*augmentation* de l'amplitude et de la rapidité des MOUVEMENTS

B) La signification de CINÉSIE est _mouvements_

C) D'après les définitions fournies, dites à quoi se rapportent:

A   _manque complet de mouvement_

BRADY   _lenteur des mouvements volontaire_

DYS   _difficulté_

HYDRO   _l'eau_

THÉRAPIE   _traitement_

HYPER   _augmentation_

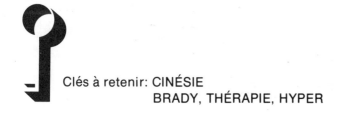

Clés à retenir: CINÉSIE
BRADY, THÉRAPIE, HYPER

Vingt-troisième exercice: MANIE

A) Voici trente-quatre termes médicaux et leurs définitions respectives

— 1. algoMANIE   MANIE de la *douleur*

2. arithmoMANIE   MANIE de faire diverses opérations d'*arithmétique*

— 3. brycoMANIE   MANIE de *grincer des dents*

— 4. clinoMANIE   MANIE de garder le *lit* ou la chaise longue

5. cocaïnoMANIE   HABITUDE MORBIDE de la *cocaïne*

6. codéinoMANIE   HABITUDE MORBIDE de la *codéine*

— 7. coproMANIE   TENDANCE à se souiller d'*excréments*

— 8. (démon)oMANIE   DÉLIRE systématique d'ordre religieux ayant surtout pour objet la crainte de l'enfer et du *démon*

— 9. dikéMANIE   TENDANCE MORBIDE à rechercher les contacts avec la *justice*, son appareil et ses représentants

— 10. dipsoMANIE   IMPULSION MALADIVE apparaissant sous forme de *soif* excessive et forçant certains malades mentaux à boire avec excès des liquides toxiques, généralement alcooliques

— 11. dromoMANIE   IMPULSION MORBIDE à marcher (dromo: *chemin*)

— 12. érotoMANIE   ILLUSION DÉLIRANTE (d'être aimé (cf. Eros: dieu de l'*amour*)

13. éthéroMANIE   HABITUDE MORBIDE de l'*éther*

14. gamoMANIE   IMPULSION MORBIDE poussant certains déséquilibrés à multiplier les demandes en *mariage*

15. graphoMANIE   BESOIN IRRÉSISTIBLE d'*écrire* (syn.: graphorrhée, scribomanie)

16. héroïnoMANIE   HABITUDE MORBIDE de l'*héroïne*

17. hydroMANIE   variété de MANIE qui pousse le malade au suicide par submersion (eau) *drown themselves*

— 18. kentoMANIE   HABITUDE MORBIDE de se faire des *piqûres*

19. mégaloMANIE   DÉLIRE des *grandeurs*

20. morphinoMANIE   HABITUDE MORBIDE de la *morphine*

21. mythoMANIE	TENDANCE PATHOLOGIQUE plus ou moins volontaire et consciente au mensonge et à la création de *fables*
22. narcoMANIE	toxicoMANIE due aux *somnifères*
23. nosoMANIE	HABITUDE MORBIDE engendrant chez le sujet atteint une préoccupation excessive de sa santé et l'impression envahissante d'être atteint d'une ou de plusieurs *maladies*
24. œnoMANIE *(wino)*	DÉLIRE alcoolique aigu (œno: *vin*); delirium tremens
25. onioMANIE *— shoping*	IMPULSION MORBIDE à faire des *achats*
26. phagoMANIE *— food*	ÉTAT PSYCHIQUE caractérisé par l'exagération de l'appétit (hyperoxie) et l'impuissance à résister au désir de *manger*
27. pharmacoMANIE	BESOIN IMPÉRIEUX qu'éprouvent certains sujets d'absorber des *médicaments*
28. pyroMANIE	IMPULSION qui pousse certains déséquilibrés à mettre le *feu*
29. scriboMANIE	BESOIN IRRÉSISTIBLE d'*écrire*
30. sitioMANIE	BESOIN IRRÉSISTIBLE de prendre des *aliments*
31. syphiloMANIE	forme de nosoMANIE dans laquelle le malade se croit atteint de *syphilis*
32. théoMANIE *— thinks he's God*	monoMANIE religieuse contemplative (mono: un seul, théo: *Dieu*)
33. titilloMANIE	MANIE de se *gratter*
34. toxicoMANIE	USAGE HABITUEL ET EXCESSIF de substances ou de médicaments toxiques (*poisons*)

B) La signification de MANIE est donc *habitude morbide*

C) D'après les définitions fournies, dites à quoi se rapportent:

ALGO	*douleur*	CLINO	*lit*
ARITHMO	*arithmétique*	COCAÏNO	*cocaïne*
BRYCO	*grincer des dents*	CODÉINO	*codéine*

34

COPRO	excréments	MYTHO	fables
DÉMONO	démon	NARCO	somnifères
DIKÉ	justice	NOSO	maladies
DIPSO	soif	ŒNO	vin
DROMO	chemin	ONIO	achats
ÉROTO	l'amour	PHAGO	manger
ÉTHÉRO	l'éther	PHARMACO	médicaments
GAMO	mariage	PYRO	feu
GRAPHO	d'écrire	SCRIBO	d'écrire
HÉROÏNO	l'héroïne	SITIO	aliments
HYDRO	eau	SYPHILO	syphillis
KENTO	piqûres	THÉO	dieu
MÉGALO	grandeurs	TITILLO	gratter
MORPHINO	morphine	TOXICO	poison

Clés à retenir: MANIE
ALGO, CLINO, COPRO, DIPSO, GAMO, GRAPHO, KENTO, MÉGALO, MONO, NOSO, PHAGO, PHARMACO, PYRO, SITIO, TOXICO

Vingt-quatrième exercice: ESTHÉSIE

A) Voici dix termes médicaux et leurs définitions respectives

1. anESTHÉSIE	*privation* générale ou partielle de SENSIBILITÉ
2. bradyESTHÉSIE	*lenteur* dans la perception des SENSATIONS
— 3. cryESTHÉSIE	SENSIBILITÉ particulière au *froid*
4. cryanESTHÉSIE	*privation* de SENSIBILITÉ au *froid*
5. dysESTHÉSIE	diminution ou exagération de la SENSIBILITÉ (dys implique une *difficulté*)
6. hémianESTHÉSIE	*privation* de SENSIBILITÉ d'une *moitié du corps*
7. hémidysESTHÉSIE	*dys*ESTHÉSIE étendue à toute une *moitié* du corps
8. hyperESTHÉSIE	*exagération* des divers modes de la SENSIBILITÉ
9. hypoESTHÉSIE	*diminution* des divers modes de la SENSIBILITÉ
— 10. parESTHÉSIE	*anomalie* de la SENSIBILITÉ qui perçoit en retard ou avec persistance les SENSATIONS ou qui les localise faussement, qu'elles naissent d'excitations tactiles, douloureuses, thermiques ou vibratoires

B) La signification de ESTHÉSIE est donc *sensibilité*

C) D'après les définitions fournies, dites à quoi se rapportent:

AN	*privation*	HÉMI	*privation moitié*
BRADY	*lenteur*	HYPER	*exagération*
CRY	*froid*	HYPO	*diminution*
DYS	*difficulté*	PAR(A)	*anomalie*

Clés à retenir: ESTHÉSIE
CRY, HÉMI, HYPO, PAR(A)

Avant de passer à l'exercice suivant, faites le test de contrôle 11, page 179.

Vingt-cinquième exercice: TRIPSIE

A) Voici cinq termes médicaux et leurs définitions respectives

1. amygdaloTRIPSIE		procédé d'ablation des _amygdales_ qui consiste à les ÉCRASER entre les mors d'une pince spéciale
2. angioTRIPSIE		procédé qui consiste à oblitérer un _conduit_ par l'application d'une forte pince qui ÉCRASE les tissus (procédé d'hémostase également)
3. céphaloTRIPSIE		opération qui consiste à BROYER la _tête_ fœtale avec le céphalotribe
4. cholélithoTRIPSIE		opération qui consiste à BROYER un calcul ou _pierre_ dans l'intérieur du _canal cholédoque_ ou du canal cystique
5. neuroTRIPSIE		ÉCRASEMENT des _nerfs_, en particulier du sciatique

B) La signification de TRIPSIE est donc _écraser_ ou _broyer_

C) D'après les définitions fournies, dites à quoi se rapportent:

AMYGDALO   _amygdales_

ANGIO   _conduit_

CÉPHALO   _tête_

CHOLÉLITHO   _pierre   canal cholédoque ou cystique_

NEURO   _nerfs_

Remarque: la définition fournie nous permet de déduire que NEURO est synonyme de NÉVRO

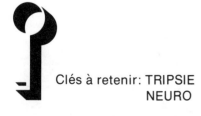

Clés à retenir: TRIPSIE
                NEURO

Vingt-sixième exercice: GÈNE

A) Voici dix termes médicaux et leurs définitions respectives

—1. algoGÈNE   qui PROVOQUE la _douleur_

2. cyanoGÈNE   qui PRODUIT la coloration _bleue_ des téguments

3. dacryoGÈNE   qui DÉTERMINE la sécrétion des _larmes_

4. emboliGÈNE   qui PRODUIT des _embolies_

— 5. endoGÈNE   qui est PRODUIT _dans_ l'organisme

— 6. exoGÈNE   qui est PRODUIT _hors_ de l'organisme

7. galactoGÈNE   qui DÉTERMINE la sécrétion lactée _(lait)_

8. leucoGÈNE   qui PROVOQUE la formation de globules _blancs_

⑨ pathoGÈNE   qui DÉTERMINE une _maladie_

10. pyoGÈNE   qui PROVOQUE du _pus_

B) La signification de GÈNE est donc _produit – provoque_

C) D'après les définitions fournies, dites à quoi se rapportent:

ALGO	_douleur_	EXO	_hors_
CYANO	_bleue_	GALACTO	_lait_
DACRYO	_larmes_	LEUCO	_globules blancs_
EMBOLI	_embolies_	PATHO	_maladies_
ENDO	_dans_	PYO	_pus_

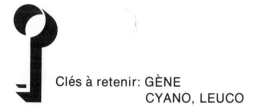

Clés à retenir: GÈNE
CYANO, LEUCO

Vingt-septième exercice: PÉNIE

A) Voici cinq termes médicaux et leurs définitions respectives

1. chloroPÉNIE	PAUVRETÉ en *chlorures* des liquides de l'organisme et en particulier du sérum sanguin et du liquide céphalo-rachidien
2. érythroPÉNIE	PAUVRETÉ considérable du sang en globules *rouges*
3. kalioPÉNIE	PAUVRETÉ considérable des humeurs de l'organisme en *potassium* (K)
4. leucoPÉNIE	PAUVRETÉ du sang en globules *blancs*
5. lymphoPÉNIE	PAUVRETÉ de la *lymphe* en lymphocytes

B) La signification de PÉNIE est donc __*pauvreté*__

C) D'après les définitions fournies, dites à quoi se rapportent:

CHLORO __*chlorures*__

ÉRYTHRO __*rouges - globules*__

KALIO __*potassium (K)*__

LEUCO __*blancs - globules*__

LYMPHO __*lymphe*__

Clés à retenir: PÉNIE
CHLORO, KALIO, LYMPHO

Vingt-huitième exercice: OME

A) Voici dix-neuf termes médicaux et leurs définitions respectives

1. cholangiOME	variété de CANCER du foie due à la transformation maligne des cellules des *canalicules* (petits canaux) *biliaires* intra-hépatiques
2. dentOME	TUMEUR bénigne de la *dent* adulte. (Synonyme: odontome, paradontome)
3. dermatOME	nom donné par quelques auteurs aux TUMEURS de la *peau*
4. endométriOME	TUMEUR bénigne se développant presque toujours au niveau des cornes de l'utérus chez la femme en période d'activité génitale et formée d'éléments normaux aberrants de la *muqueuse utérine* ou *endomètre*
5. fibrOME	TUMEUR formée uniquement par du tissu *fibreux*
— 6. fibromyOME	nom donné à des TUMEURS utérines formées de *tissu fibreux* et de tissu *musculaire*
—7. hémangiOME	TUMEUR développée aux dépens des *vaisseaux sanguins*
—8. hématOME	collection *sanguine* enKYSTÉE
9. hépatOME	TUMEUR caractérisée par la prolifération exubérante des éléments du *parenchyme hépatique* (du *foie*)
10. hidradénOME	ensemble de TUMEURS de petite taille développées aux dépens des *glandes sudoripares*; (hidr: *sueur*)
11. hystérOME	TUMEUR de l'*utérus*
12. kystOME	TUMEUR *kystique* d'origine glandulaire formée d'un amas de *kystes* de différents volumes et que l'on rencontre surtout au niveau de l'ovaire
13. lipOME	TUMEUR sous-cutanée bénigne formée par une prolifération de tissu adipeux *(graisse)* normal
— 14. myOME	TUMEUR formée par du tissu *musculaire*
15. myxOME	nom donné à des TUMEURS formées par du tissu *muqueux*
16. névrOME	TUMEUR formée de tissu *nerveux*

17.	odontOME *dent*		voir dentOME
18.	oophorOME		petite TUMEUR bénigne de l'*ovaire*
19.	ostéOME		TUMEUR bénigne formée de tissu *osseux* adulte
20.	splénOME		TUMEUR maligne de la *rate*

B) La signification de OME est donc _tumeur_

C) D'après les définitions fournies, dites à quoi se rapportent:

CHOLANGI	canalicules - biliaires	KYST	kystes
DENT	dent	LIP	graisse
DERMA	peau	MY	musculaire
ENDOMÉTRI	muqueuse utérine ou endomètre	MYX	muqueux
FIBR	fibreux	NÉVR	nerveux
HÉM(A)	vaisseaux sanguins	ODONT	dent
HÉPAT	foie	OOPHOR	l'ovaire
HIDR	glandes sudoripeur (sweat) sueur	OSTÉO	osseux
HYSTER	l'utérus	SPLÉN	rate

Clés à retenir: OME
ENDOMÉTRI, FIBR, HÉM(A), HIDR, OOPHOR

Vingt-neuvième exercice: CYTE

A) Voici dix termes médicaux et leurs définitions respectives.

perdu couleur

— 1. achromatoCYTE — GLOBULE rouge ayant *perdu* sa matière colorante *(couleur)* après avoir subi la transformation vésiculeuse

2. CYTémie — présence dans le *sang* de CELLULES appartenant à d'autres tissus normaux ou pathologiques

— 3. CYTOpénie — *pauvreté* du nombre de CELLULES

— 4. érythroCYTE — GLOBULE *rouge*

5. kaliCYTie — présence et taux de *potassium* (K) dans les CELLULES

6. leucoCYTE — GLOBULE *blanc*

7. macroCYTE — nom donné aux GLOBULES rouges plus *gros* ne dépassant pas 12 microns

8. mégaloCYTE — nom donné aux GLOBULES rouges *géants* dépassant 12 microns

9. microCYTE — nom donné aux GLOBULES rouges dont le diamètre est plus *petit* que la normale

10. phagoCYTE — nom donné à des CELLULES capables d'englober, *de manger* d'une certaine façon, des corps solides, et en particulier des microbes, qui sont détruits dans leur intérieur

B) La signification de CYTE est donc *globule ou cellules*

C) D'après les définitions fournies, dites à quoi se rapportent

A	*absence*	LEUCO	*blanc*
CHROMATO	*perdu couleur*	MACRO	*gros*
ÉMIE	*sang*	MÉGALO	*géants*
PÉNIE	*pauvreté*	MICRO	*petit*
ÉRYTHRO	*rouge*	PHAGO	*de manger*
KALI	*potassium (K)*		

Clés à retenir: CYTE
CHROMATO, MICRO

Avant de passer à l'exercice suivant, faites le test de contrôle 12, page 181.

Trentième exercice: LYSE

A) Voici dix termes médicaux et leurs définitions respectives

1.	bactérioLYSE	DISSOLUTION des _bactéries_
2.	bronchioLYSE	lésion DESTRUCTRICE des parois des _bronches_
3.	cholestéroLYSE	DISSOLUTION du _cholestérol_ par un liquide organique (un sérum)
4.	cytémoLYSE	DESTRUCTION des _globules rouges_ (cyt: cellule, émo: sang)
5.	cytoLYSE	DISSOLUTION ou DESTRUCTION des _cellules_
6.	diaLYSE _don't understand_	méthode de séparation des substances DISSOUTES, consistant à les faire passer à _travers_ une membrane spéciale (papier parchemin)
7.	érythroLYSE	DESTRUCTION des _globules rouges_. (Syn.: hémato-LYSE)
8.	leucocytoLYSE	DISPARITION ou DESTRUCTION des _globules blancs_ dans le sang, soit à l'état normal, soit à l'état pathologique
9.	neuronoLYSE	DESTRUCTION de la cellule nerveuse (_neurone_) par les leucocytes qui l'ont envahie (neuronophagie)
10.	ostéoLYSE	DESTRUCTION progressive du tissu _osseux_

B) La signification de LYSE est donc _Destruction ou dissolution_

C) D'après les définitions fournies, dites à quoi se rapportent

BACTÉRIO	_bactéries_	DIA	_travers_
BRONCHO	_bronches_	ÉRYTHRO	_globules rouge_
CHOLESTÉRO	_cholestérol_	LEUCO	_globules blancs_
CYT(O) _cellule_	_globules rouge_	NEURONO	_neurones_
ÉMO _rouge_		OSTÉO	_osseux_

cyto- cellules

Clés à retenir: LYSE
　　　　　　　NEURONO, DIA

Trente-et-unième exercice: PHAGIE

A) Voici dix termes médicaux et leurs définitions respectives

1. aéroPHAGIE	DÉGLUTITION volontaire ou non d'une certaine quantité d'_air_ qui pénètre dans l'œsophage et l'estomac
2. autoPHAGIE	phénomène physiologique en vertu duquel un individu soumis à l'inanition prolonge _soi_-même son existence en usant, MANGEANT ou s'appropriant de quelque façon sa _propre_ substance
3. bradyPHAGIE	action de MANGER _lentement_
4. cheiloPHAGIE	tic des _lèvres_ qui consiste à les MORDRE constamment
5. coproPHAGIE	action de MANGER des _excréments_
6. dysPHAGIE	_difficulté_ d'accomplir l'action de MANGER
7. hyperPHAGIE	INGESTION d'une quantité _excessive_ d'aliments
8. oligoPHAGIE	_peu_ d'APPÉTIT
9. onichoPHAGIE _nails_	habitude qu'ont certains individus de RONGER leurs _ongles_
10. polyPHAGIE	besoin excessif de MANGER _beaucoup_ et absence du sentiment de satiété

B) La signification de PHAGIE est donc _manger_

C) D'après les définitions fournies, dites à quoi se rapportent

AÉRO	_air_	DYS	_difficulté_
AUTO	_soi-même_	HYPER	_excessive_
BRADY	_lentement_	OLIGO	_peu_
CHEILO	_lèvres_	ONICHO	_ongles_
COPRO	_excréments_	POLY	_beaucoup_

Clés à retenir: PHAGIE
AUTO, OLIGO, ONICHO, POLY

Trente-deuxième exercice: PUNCTURE

A) Voici quatre termes médicaux et leurs définitions respectives

1. acuPUNCTURE	INTRODUCTION dans les tissus, ou dans les organes, d'*AIGUILLES* fines qui y demeurent pendant un temps variable, dans un but thérapeutique
2. curiePUNCTURE RADIUM	traitement de certains cancers par L'INTRODUCTION, dans la tumeur, d'AIGUILLES contenant du *radium*; (curie: du nom du couple qui découvrit le radium)
3. électroPUNCTURE	opération qui consiste à IMPLANTER dans un tissu des AIGUILLES par lesquelles on fait passer un courant *électrique* continu. (Syn. galvanopuncture)
4. igniPUNCTURE *feu*	méthode de cautérisation qui consiste à PLONGER à plusieurs reprises et en des points différents, dans les tissus morbides que l'on désire modifier, un petit cautère à boule terminé par une AIGUILLE longue et fine rougie à blanc (igni *feu*)

B) La signification de PUNCTURE est donc *introduction d'aiguilles*

C) D'après les définitions fournies, dites à quoi se rapportent

ACU   *aiguilles*

CURIE   *radium*

ÉLECTRO   *électrique*

IGNI   *feu*

Clés à retenir: PUNCTURE
                ACU, CURIE, ÉLECTRO, IGNI

Trente-troisième exercice: GRAPHIE

A) Voici vingt termes médicaux et leurs définitions respectives

1. abcédoGRAPHIE	RADIOGRAPHIE d'un _abcès_ cérébral après ponction, évacuation et injection d'_air_
2. angioGRAPHIE	RADIOGRAPHIE des _vaisseaux_ après injection d'un liquide opaque aux rayons X
3. aortoGRAPHIE	RADIOGRAPHIE de l'_aorte_ après injection dans le vaisseau d'un liquide opaque aux rayons X
4. artérioGRAPHIE	RADIOGRAPHIE d'un territoire _artériel_ après injection dans le tronc principal d'un liquide opaque aux rayons X
5. arthroGRAPHIE	RADIOGRAPHIE d'une _articulation_ dans laquelle on a fait pénétrer un gaz ou une substance opaque aux rayons X
6. audioGRAPHIE	ENREGISTREMENT des résultats de l'audiométrie. L'audiométrie mesure le seuil de la capacité de percevoir un son par l'oreille _(entendre)_
7. bronchoGRAPHIE	examen RADIOGRAPHIQUE d'une partie de l'arbre _bronchique_ injectée préalablement avec un liquide opaque aux rayons X
8. cranioGRAPHIE	RADIOGRAPHIE du _crâne_
9. galactoGRAPHIE	RADIOGRAPHIE du _sein,_ après injection de substance opaque aux rayons X dans les conduits _galactophores_ (voir mastographie)
10. mastoGRAPHIE	RADIOGRAPHIE de la glande _mammaire_
11. myéloGRAPHIE	RADIOGRAPHIE de la _moelle épinière_ après injection de substances de contraste iodées ou d'air
12. néphroGRAPHIE	enregistrement d'une image RADIOLOGIQUE du parenchyme du _rein_
13. pelviGRAPHIE	étude RADIOLOGIQUE des organes du _petit bassin_
14. pyéloGRAPHIE	RADIOGRAPHIE du _bassinet_ et des cavités rénales
15. radioGRAPHIE	FORMATION, sur un _film_ photographique, DE L'IMAGE d'un corps interposé entre ce film et une source de _rayons_ X
16. salpingoGRAPHIE	RADIOGRAPHIE des _trompes utérines_ injectées préalablement d'une substance opaque aux rayons X

17. sinusoGRAPHIE	RADIOGRAPHIE des _sinus_ du crâne après leur injection par un produit opaque aux rayons X
18. sphygmoGRAPHIE _pulse_	INSCRIPTION ou GRAPHIE du _pouls_ à l'aide du sphyg-mographe
19. spiroGRAPHIE _respiration_	ENREGISTREMENT D'UN TRACÉ permettant la mesure quantitative en circuit fermé, de la ventilation pulmonaire (_respiration_)
20. splanchnoGRAPHIE _vigera ou vital organs_	RADIOGRAPHIE des _viscères_, après injection dans le système circulatoire, d'une substance opaque aux rayons X

B) La signification de GRAPHIE est donc _radiographie_

C) D'après les définitions fournies, dites à quoi se rapportent

ABCÉDO	_abcès_	MYÉLO	_moelle épinière_
ANGIO	_vaisseaux_	NÉPHRO	_rein_
AORTO	_l'aorte_	PELVI	_petit bassin_
ARTÉRIO	_artériel_	PYÉLO	_bassinet_
ARTHRO	_articulation_	RADIO	_rayon_
AUDIO	_entendre_	SALPINGO	_trompes utérine_
BRONCHO	_bronchique_	SINUSO	_sinus_
CRANIO	_crâne_	SPHYGMO	_pouls_
GALACTO	_galactophore_	SPIRO	_respiration_
MASTO	_mammaire_	SPLANCHNO	_viscères_

Clés à retenir: GRAPHIE
ABCÉDO, AUDIO, CRANIO, PELVI, RADIO, SINUSO, SPHYGMO, SPIRO, SPLANCHNO

Trente-quatrième exercice: PAREUNIE

A) Voici cinq termes médicaux et leurs définitions respectives

1. aPAREUNIE	*impossibilité* totale de COPULATION par malformation des organes génitaux <u>féminins</u>
2. dysPAREUNIE	douleur, <u>*difficulté*</u>, pendant le COÏT chez la femme sans contracture de la <u>vulve</u>
3. euPAREUNIE	ACCOUPLEMENT normal, également <u>*satisfaisant*</u> pour les deux partenaires
4. hémiPAREUNIE	impossibilité de COPULATION complète (donc, elle est faite à <u>*moitié*</u>) par malformation des organes génitaux <u>féminins</u>
5. paraPAREUNIE	accomplissement extra-vaginal (*à côté*) de L'ACTE SEXUEL, entre individus de sexes différents

B) La signification de PAREUNIE est donc ___Copulation (sex)___

C) D'après les définitions fournies, dites à quoi se rapportent:

A   *absence (impossibilité)*

DYS   *difficulté*

EU   *satisfaisant*

HÉMI   *moitié*

PARA   *(à côté)*

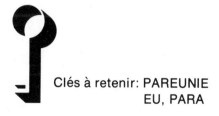

Clés à retenir: PAREUNIE
EU, PARA

48

Trente-cinquième exercice: TOCIE

A) Voici trois termes médicaux et leurs définitions respectives

1. euTOCIE *good delivery*   ACCOUCHEMENT normal (dans le sens de *beau,* bien fait)

2. dysTOCIE *difficult*   ACCOUCHEMENT *difficile,* quelle que soit l'origine de l'obstacle

3. omoTOCIE *prématuré*   ACCOUCHEMENT prématuré (omo a le sens de *cru,* non mûr)

B) La signification de TOCIE est donc _accouchement_

C) D'après les définitions fournies, dites à quoi se rapportent:

EU _beau (bien fait)_

DYS _difficile_

OMO _cru (prématuré)_

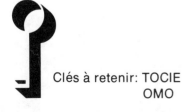

Clés à retenir: TOCIE
OMO

Avant de passer à l'exercice suivant, faites le test de contrôle 13, page 183.

Trente-sixième exercice: MÉMORISATION

Avant d'aller plus loin, mémorisez parfaitement les clés relevées depuis le douzième exercice. Assurez-vous de bien posséder le sens de chacune d'elles. Révisez aussi les clés apprises durant la première étape et apparaissant à l'exercice 11.

1.	abcédo	abcès	46.	eu	satisfaisant, beau
2.	acu	aiguille	47.	ex	en dehors
3.	aden	glande, végétations adénoïdes	48.	fibr	fibre
			49.	gamo	mariage
4.	algo	douleur	50.	gangli	ganglion
5.	amygdal	amygdales	51.	gène	qui provoque, qui détermine qui engendre
6.	artéri	artère			
7.	audio	entendre			
8.	auriculo	oreillette, auricule	52.	graphie	écriture, examen radiologique
9.	auto	soi-même			
10.	brady	lent	53.	hém(a)	sang
11.	caco	mauvais	54.	hémi	moitié
12.	cèle	hernie	55.	hidr	sueur
13.	cérébro	cerveau	56.	hyper	augmentation
14.	chalasis	relâchement	57.	hypo	diminution, en-dessous
15.	chloro	chlore, chlorure			
16.	chondr	cartilage	58.	hypophys	hypophyse
17.	cholédocho	cholédoque	59.	hyster	utérus
18.	chromato	couleur	60.	igni	feu
19.	cinésie	mouvement	61.	irid	iris
20.	clino	lit	62.	iléo	intestin grêle ou iléon
21.	clitorid	clitoris			
22.	coccygo	coccyx	63.	kalio	potassium (K)
23.	cœli	ventre	64.	kélo	hernie
24.	col	côlon	65.	kento	piqûre
25.	copro	excréments	66.	lalo	parole
26.	cost	côte	67.	laparo	flanc
27.	cranio	crâne	68.	leuco	blanc
28.	cry	froid	69.	lip	graisse
29.	curie	radium	70.	lith	calcul, pierre
30.	cyano	bleu	71.	lombo	lombes
31.	cyclo	cercle	72.	lympho	lymphe
32.	cyte	globule, cellule	73.	lyse	destruction, dissolution
33.	di	deux			
34.	dia	à travers	74.	macro	gros, considérable
35.	dipso	soif	75.	malacie	ramollissement
36.	duodéno	duodénum	76.	manie	manie, folie
37.	dys	difficulté	77.	médiastino	médiastin
38.	ectasie	dilatation	78.	mégalo	grand, gros, hypertrophié
39.	ectomie	ablation			
40.	électro	électricité	79.	micro	petit
41.	embol	caillot	80.	myringo	tympan
42.	end	en dedans	81.	neuro	nerf
43.	endométrie	endomètre	82.	neurono	neurone
44.	épididymo	épididyme	83.	noso	maladie
45.	esthésie	sensibilité	84.	œsophag(o)	œsophage

85. oligo — peu
86. ome — tumeur
87. omo — cru, non mûr, prématuré
88. omphalo — ombilic, nombril
89. onycho — ongle
90. oophor — ovaire
91. ophtalmo — œil
92. oschéo — scrotum
93. ostéo — os
94. ot(o) — oreille
95. pancréat(o) — pancréas
96. par(a) — contre, défectuosité, à côté
97. pareunie — accouplement
98. pelvi — petit bassin
99. pénie — pauvreté
100. péricardo — péricarde
101. périnéo — périnée
102. phaco — cristallin
103. phagie — manger
104. phago — manger
105. pharmaco — médicament
106. pharyng(o) — pharynx
107. phlébo — veine
108. plégie — paralysie
109. pleuro — plèvre du poumon
110. pneum(o) — poumon
111. poly — beaucoup, plusieurs
113. psych(o) — esprit
114. pubio — pubis
115. puncture — piquer
116. pyélo — bassinet
117. pylor — pylore
118. pyro — feu
119. quadri — quatre
120. radio — rayon
121. recto — rectum
122. rhino — nez
123. salping(o) — trompes utérines, trompes d'Eustache
124. sclér(o) — sclérotique
125. sclérotico — sclérotique
126. scopie — examen
127. sinus — sinus
128. sitio — aliments
129. sphincter — sphincter
130. sphygmo — pouls
131. spiro — respiration
132. splanchno — viscère
133. stauro — croix
134. sterno — sternum
135. stomie — bouche, abouchement
136. strabo — strabisme
137. thérapie — traitement
138. tocie — accouchement
139. tomie — incision, ouverture
140. toxico — poison
141. trachéo — tranchée artère
142. tri — trois
143. tricho — cheveu
144. tripsie — écraser, broyer
145. typhlo — cœcum
146. urétéro — uretère
147. urétro — urètre
148. valvulo — valvule
149. ventriculo — ventricule cérébral, ventricule du cœur
150. vésiculo — vésicules séminales

Trente-septième exercice: RÉVISION

Les termes médicaux présentés dans cet exercice ont déjà été vus. Décomposez chacun d'eux pour retrouver sa signification. Le nombre en italique placé en regard de chacun d'eux indique à quelle page retrouver la définition.

Il serait préférable que ce travail se fasse oralement en présence d'un professeur qui puisse vérifier la compréhension du vocabulaire médical.

Trente-huitième exercice: TROPHIE

A) Voici dix termes médicaux et leurs définitions respectives.

1. amyoTROPHIE — *défaut* de NUTRITION des *muscles*; on n'applique généralement ce terme qu'aux muscles striés de la vie de relation

2. bradyTROPHIE — *ralentissement* de la NUTRITION

3. dysTROPHIE — *trouble* de la NUTRITION d'un organe ou d'une partie anatomique avec les lésions qui en sont la conséquence

4. euTROPHIE — NUTRITION et développement *parfaits* et *réguliers* de toutes les parties de l'organisme

5. génodysTROPHIE — *trouble héréditaire* de la NUTRITION

6. hémiaTROPHIE — *défaut* de NUTRITION *unilatéral*

7. hyperTROPHIE — *augmentation* de la NUTRITION d'un organe. Ce mot s'emploie souvent dans le sens d'*augmentation* de volume d'un organe

8. hypoTROPHIE — *défaut* de NUTRITION d'un organe, entraînant généralement sa déchéance

9. myaTROPHIE — terme correct qui devrait être substitué à amyotrophie *[Same as #1.]*

10. ostéodysTROPHIE — *trouble* de la NUTRITION du système *osseux*

B) La signification de TROPHIE est donc _Nutrition_

C) D'après les définitions fournies, dites à quoi se rapportent:

A	défaut muscles	HÉMI	défaut unilatéral
BRADY	ralentissement	HYPER	augmentation
DYS	trouble	HYPO	défaut
EU	parfaits et réguliers	MY(O)	défaut muscles
GÉNO	trouble héréditaire	OSTÉO	trouble osseux

Remarque: La définition fournie nous permet de dire que GÉNO, tout comme GÈNE signifie non seulement QUI ENGENDRE, QUI PRODUIT, mais aussi QUI EST ENGENDRÉ, QUI EST PRODUIT

HYPER indique que l'on excède la normale, tandis que HYPO indique que l'on est en deçà de la normale

Clés à retenir: Cet exercice fait appel à des clés déjà connues.

Trente-neuvième exercice: ÉMIE

A) Voici quatorze termes médicaux et leurs définitions respectives.

— 1. anÉMIE — *appauvrissement* du SANG, caractérisé par la diminution notable d'un, de plusieurs ou de tous ses éléments

2. bactériÉMIE — présence de *bactéries* dans le SANG circulant

3. cytÉMIE — présence dans le SANG de *cellules* appartenant à d'autres tissus normaux ou pathologiques

4. érythrÉMIE — augmentation du nombre des *globules rouges* du SANG

5. hypÉMIE — *diminution* de la quantité de SANG portant sur sa totalité ou sur l'un quelconque de ses éléments (on emploie généralement le mot *anémie* dans le sens d'*hypémie*

6. leucÉMIE — augmentation considérable du nombre de *globules blancs* dans le SANG

7. lipÉMIE — présence normale de *graisse* dans le SANG

8. oligocytÉMIE — diminution *(peu)* du nombre des *globules* du SANG

9. oligochromÉMIE — diminution *(peu)* de ce qui donne la *couleur* au SANG, et par conséquent de l'hémoglobine

10. parasitÉMIE — présence de *parasites* dans le SANG

11. pyÉMIE — présence de *pus* dans le SANG due au passage de microbes dans la circulation

12. septicÉMIE — *infection* générale grave de l'organisme, caractérisée par des décharges importantes et répétées, dans le SANG, de germes pathogènes figurés provenant d'un foyer initial et pouvant créer des foyers secondaires multiples plus ou moins apparents

13. spanÉMIE — *rareté* notable d'un ou de plusieurs éléments du SANG (voir anÉMIE)

B) La signification de ÉMIE est donc ___sang___

C) D'après les définitions fournies, dites à quoi se rapportent

AN	*appauvrissement*	LIP	*graisse*
BACTÉRI	*bactéries*	OLIGO	*peu globules*
✓ CHROM *couleur*	*chromosome*	PARASIT	*parasites*
CYT	*cellule*	PY	*pus*
ÉRYTHR	*globules rouges*	SEPTIC	*infection*
HYP	*diminution*	SPAN	*rareté*
LEUC	*globules blancs*		

Remarque: HYP est synonyme de HYPO

CHROM est synonyme de CHROMATO

Clés à retenir: ÉMIE

BACTÉRI, CHROM, HYP, PARASIT, SEPTIC, SPAN

Quarantième exercice: CIDE

A) Voici quatre termes médicaux et leurs définitions respectives.

1. bactériCIDE	qui TUE les _bactéries_	
2. fongiCIDE	qui TUE les _champignons_	
3. gamétiCIDE	qui DÉTRUIT les _gamètes_	
4. parasitiCIDE	se dit des substances qui servent à DÉTRUIRE les _parasites_	

B) La signification de CIDE est donc _tue – détruire_

C) D'après les définitions fournies, dites à quoi se rapportent

BACTÉRI _bactéries_

FONGI _champignons_

GAMÉTI _gamètes_

PARASITI _parasites_

Clés à retenir: CIDE
BACTÉRI, FONGI, GAMÉTI, PARASITI

Quarante-et-unième exercice: URIE

A) Voici dix-neuf termes médicaux et leurs définitions respectives.

1. anURIE — *absence* d'URINE dans la vessie

2. cyanURIE — émission d'URINES *bleues*

3. dysURIE — *difficulté* de la MICTION

4. érythrURIE — coloration en *rouge* de l'URINE

5. fécalURIE — émission, par l'urètre, de *matière fécale* mélangée à L'URINE due à l'existence d'une fistule entéro-vésicale

6. galactURIE — présence de *graisse émulsionnée*, en quantité considérable, dans l'URINE, lui donnant l'aspect du *lait*

7. glycosURIE — présence d'un *sucre*, le *glucose*, dans l'URINE

8. hématURIE — émission par l'urètre de *sang* mélangé intimement à une plus ou moins grande proportion d'URINE

9. hydrURIE — élimination d'une URINE claire, de faible densité, dont la composition se rapproche beaucoup de celle de l'*eau*

10. lipURIE — présence dans l'URINE d'une quantité plus ou moins considérable de *graisse*

11. nyctURIE — excrétion URINAIRE à prédominance *nocturne*

12. oligURIE — diminution de la quantité *(peu)* des URINES

13. opsiURIE — *retard* de l'élimination RÉNALE de l'eau après les repas

14. pneumatURIE — émission de *gaz* par l'URÈTRE

15. pollakiURIE — fréquence exagérée *(souvent)* des MICTIONS ne coïncidant pas nécessairement avec l'augmentation du volume total des URINES

16. polyURIE — sécrétion d'URINE en quantité abondante *(beaucoup)*

17. pyURIE — émission d'URINE mélangée de *pus*

18. spermatURIE — présence de *spermatozoïdes* dans l'URINE

19. tachyURIE — élimination *rapide* par les REINS du liquide absorbé

B) La signification de URIE est donc _urine_

C) D'après les définitions fournies, dites à quoi se rapportent

AN	*absence*	NYCT	*nocturne*
CYAN	*bleues*	OLIG	*peu*
DYS	*difficulté*	OPSI	*retard*
ÉRYTHR	*rouge*	PNEUMAT	*gaz*
FÉCAL	*matière-fécale*	POLLAKI	*souvent*
GALACT	*lait*	POLY	*beaucoup*
GLYCOS	*sucre-glucose*	PY	*pus*
HÉMAT	*sang*	SPERMAT	*spermatozoïde*
HYDR	*l'eau*	TACHY	*rapide*
LIP	*graisse*		

Remarque: Ne pas confondre OPSI (tard) et OPSIE (vue)

Attention à PNEUM qui désigne tantôt l'air, tantôt le poumon

Clés à retenir: URIE
FÉCAL, GLYCOS, NYCT, OPSI, PNEUMAT, POLLAKI, TACHY

Quarante-deuxième exercice: OÏDE

A) Voici huit termes médicaux et leurs définitions respectives.

1. adénOÏDE	qui a l'ASPECT du tissu des _glandes_
2. amibOÏDE	qui RESSEMBLE aux _amibes_
3. andrOÏDE	qui a l'APPARENCE du _mâle_ en présentant des caractères masculins
4. dermOÏDE	dont la structure RESSEMBLE à celle de la _peau_
5. gynandrOÏDE	_femme_ qui a l'APPARENCE d'un _mâle_ par certains de ses caractères sexuels secondaires
6. gynOÏDE	individu qui a l'APPARENCE d'une _femme_ par certains de ses caractères
7. leptOÏDE	qui APPARAÎT _maigre_, grêle et mince
8. ostéOÏDE	qui RAPPELLE le tissu des _os_

B) La signification de OÏDE est donc _apparence - ressemble_

C) D'après les définitions fournies, dites à quoi se rapportent

ADEN _glandes_

ANDR ~~amibes~~ _mâle_

DERM _peau_

GYN _femme_

LEPT _maigre_

OSTÉ _os_

Clés à retenir: OÏDE
AMIB, ANDR, LEPT

Quarante-troisième exercice: MÉTR

A) Voici dix termes médicaux et leurs définitions respectives.

1. acouMÉTRie	MESURE de l'*audition* au moyen de différentes épreuves
2. audioMÉTRie	MESURE du seuil d'*audibilité* ou *capacité* d'*entendre* pour des hauteurs de sons différentes, sons provenant d'une même source, l'audiomètre, et dont on fait varier la hauteur et l'intensité
3. bilirubiMÉTRie	MESURE ou DOSAGE de la *bilirubine*
4. cranioMÉTRie	branche de l'anthropométrie qui a pour objet la MENSURATION des os du *crâne* soit sur le squelette, soit sur le vivant
5. cystoMÉTRie	MESURE de la capacité de la *vessie* et de la pression pour laquelle sont ressentis le premier besoin et les besoins pénibles et impérieux d'uriner
6. hystéroMÉTRie	cathétérisme de l'*utérus* qui permet de MESURER la cavité de l'organe sur les plans de la forme, de la grandeur, de la sensibilité
7. kératoMÉTRie	MENSURATION du rayon de courbure de la *cornée* à l'aide du kératomètre
8. optoMÉTRie	MESURE des limites de la *vision* distincte à l'aide de l'optomètre
9. oxyMÉTRie	DOSAGE de la quantité d'*oxygène* contenue dans un gas ou un liquide, par exemple, le sang
10. sacchariMÉTRie	DOSAGE du *sucre* contenu dans un liquide et en particulier dans l'urine

B) La signification de MÉTR est donc *mesure*

C) D'après les définitions fournies, dites à quoi se rapportent

ACOU *l'audition* BILIRUBI *bilirubine*

AUDIO *audibilité ou capacité d'entendre* CRANIO *crâne*

CYSTO	*vessie*	ORTHO.	*dent*
HYSTÉRO	*l'utérus*	OXY	*oxygène*
KÉRATO	*Cornéé*	SACCHARI	*sucre*
OPTO	*vision*		

Remarque: Ne pas oublier que MÉTR peut aussi signifier *utérus,* comme dans orthoMÉTRie: redressement et fixation en position normale de l'utérus déplacé.

Clés à retenir: MÉTR
ACOU, BILIRUBI, OPTO, ORTHO, OXY, SACCHARI

Avant de passer à l'exercice suivant, faites le test de contrôle 14, page 185.

Quarante-quatrième exercice: MÉNORRHÉE

A) Voici six termes médicaux et leurs définitions respectives.

1. aMÉNORRHÉE		*absence* du FLUX MENSTRUEL, en dehors de l'état de grossesse et chez une femme en âge d'être réglée
2. anisoMÉNORRHÉE		RÈGLES de rythme *irrégulier* (an: pas, iso: égal)
3. cryptoMÉNORRHÉE		absence apparente (*caché*) de MENSTRUATION due à la rétention de l'hémorragie menstruelle, par suite de l'atrésie d'un point quelconque du canal génital
4. dysMÉNORRHÉE		MENSTRUATION *difficile* et douloureuse
5. oligoMÉNORRHÉE		diminution (*peu*) de la fréquence de l'ÉCOULEMENT MENSTRUEL; règles rares. (Cette dernière partie de la définition n'est pas étymologique puisque *rare* doit se traduire par SPANIO)
6. spanioMÉNORRHÉE		allongement de l'intervalle qui sépare les RÈGLES; règles *rares.* Tel est le vrai terme pour traduire les règles rares. (oligoménorrhée et spanioménorrhée nous semblent à peu près s'équivaloir ici)

B) Les clés MÉN et ORRHÉE réunies signifient donc _____ *menstruation* _____
(menstruation écoulement)

C) D'après les définitions fournies, dites à quoi se rapportent

A _____ *absence* _____   OLIGO _____ *peu* _____

ISO _____ *irrégulier* _____   SPANIO _____ *rare* _____

CRYPTO _____ *caché* _____   MÉN _____ *menstruation* _____

DYS _____ *difficile* _____

Remarque: MÉNorrhée est composé de MÉN (mois) et de ORRHÉE (qui coule) Ce qui coule à chaque mois: MENSTRUATIONS

MÉNorragie: exagération de cet écoulement menstruel soit en quantité, soit en durée

MÉNo pause: fin (pause) de cet écoulement menstruel

Clés à retenir: MÉNORRHÉE
ISO, CRYPTO, SPANIO, MÉN

Quarante-cinquième exercice: ECTOPIE

A) Voici quatre termes médicaux et leurs définitions respectives.

—1. adénECTOPIE	situation d'une _glande_ HORS DE SA PLACE normale
2. angiECTOPIE	situation d'un _vaisseau_ HORS DE SA PLACE normale
3. artériECTOPIE	situation d'une _artère_ HORS DE SA PLACE normale
(4.) ECTOPique	qui n'est PAS À SA PLACE habituelle; a.e. grossesse ECTOPique ou extra-utérine

B) La signification de ECTOPIE (EC: hors du, TOPO: lieu) est donc _hors de sa place_

C) D'après les définitions fournies, dites à quoi se rapportent:

ADEN   _glande_

ANGI   _vaisseau_

ARTÉRI   _artère_

EC   _hors du_

TOP(O) (IE)   _lieu_

Remarque: EC est synonyme de EX

Clés à retenir: ECTOPIE
EC, TOP(O) (IE)

Quarante-sixième exercice: LITHE

A) Voici dix-huit termes médicaux et leurs définitions respectives.

1. angioLITHE	CONCRÉTIONS calcaires qui se trouvent parfois à l'intérieur des _angiomes_ caverneux
2. artérioLITHE	CONCRÉTION calcaire incrustant parfois les _artères_ athéromateuses
3. bronchoLITHE	CALCUL des _bronches_
4. choléLITHE	CALCUL _biliaire._
5. coproLITHE	CONCRÉTIONS formées de matières fécales durcies se rencontrant dans les _selles_
6. dacryoLITHE	CALCUL formé dans les conduits _lacrymaux_
7. entéroLITHE	CONCRÉTION _intestinale_
8. LITHectomie	_ablation_ d'un CALCUL
9. LITHIase	_état de formation_ de CALCULS dans un appareil glandulaire ou dans un réservoir. Ex.: lithiASE rénale, lithiASE salivaire, lithiASE laiteuse, lithiASE biliaire, lithiASE intestinale. (Ase désigne les _enzimes_ ou les _diastases_)
10. LITHOgène	_qui produit_ des CALCULS
11. LITHOlogie	partie de la pathologie qui traite de la formation des CALCULS (logie: _science_ ou _étude_)
12. LITHOtripsie	opération qui consiste à _broyer_ un CALCUL dans la vessie et à en faire sortir les fragments par l'urètre
13. néphroLITHE	CALCUL du _rein_
14. phléboLITHE	CONCRÉTION calcaire qui incruste parfois les parois des _veines_ à dilatation permanente _variqueuses_
15. pneumoLITHE	CONCRÉTION solide qui se trouve parfois dans le parenchyme du _poumon_
16. pyéloLITHOtomie	_incision_ pratiquée sur le _bassinet_ dans le but d'extraire un ou plusieurs CALCULS qui y sont situés
17. rhinoLITHE	CALCUL des fosses nasales (_du nez_)
18. spermoLITHE	CALCUL des voies _spermatiques_ (vésicules séminales)

B) La signification de LITHE est donc _Calculs ou pierre_

C) D'après les définitions fournies, dites à quoi se rapportent

ANGIO	*vaisseau*	LOGIE	*science ou étude*
ARTÉRIO	*artères*	NÉPHRO	*rein*
ASE	*enzyme*	PHLÉBO	*veins variqueuses*
BRONCHO	*bronches*	PNEUMO	*poumon*
CHOLÉ	*biliaires*	PYÉLO	*incision bassinet*
COPRO	*selles*	TOMIE	*bassinet*
DACRYO	*lacrymaux*	TRIPSIE	*broyer*
ENTÉRO	*intestinale*	RHINO	*nez*
ECTOMIE	*ablation*	SPERMO	*spermatiques*
GENE	*qui produit*		

Clés à retenir: LITHE
ASE, LOGIE

Quarante-septième exercice: ANKYLO

A) Voici cinq termes médicaux avec leurs définitions respectives.

1. ANKYLOblépharon		SOUDURE partielle ou totale, congénitale ou acquise, des bords palpébraux (des _paupières_)
2. ANKYLOcheilie		SOUDURE accidentelle des _lèvres_ sans perte de substance et sans adhérence aux mâchoires
3. ANKYLOglosse		ADHÉRENCE vicieuse de la _langue_, d'origine acquise ou congénitale
4. ANKYLOrhinie		ADHÉRENCE des parois des _narines_
5. ANKYLose		~~état~~ de diminution ou d'impossibilité absolue des mouvements (donc: FREIN) d'une articulation naturellement mobile

B) La signification de ANKYLO est donc _soudure ou adhérence_

C) D'après les définitions fournies, dites à quoi se rapportent:

BLÉPHARON   _des paupière_

CHEILIE   _lèvres_

GLOSSE   _langue_

RHINIE   _narines_

OSE   _état_

Clés à retenir: ANKYLO
               OSE

Quarante-huitième exercice: PHTISIE

A) Voici six termes médicaux et leurs définitions respectives.

1.	conioPHTISIE	aspect histologique (histo: tissu) des lésions de TUBER-CULOSE survenant sur un poumon em*poussiéré*
2.	PHTISIE	(autrefois synonyme de CONSOMPTION); aujourd'hui synonyme de TUBERCULOSE PULMONAIRE
3.	PHTISIOgène	*qui engendre* la PHTISIE ou *qui est déterminé* par elle
4.	PHTISIOlogie	*étude* de la PHTISIE
5.	PHTISIOphobie	*crainte morbide* de la TUBERCULOSE PULMONAIRE
6.	PHTISIOthérapie	*traitement* de la TUBERCULOSE PULMONAIRE

B) La signification de PHTISIE est donc _Tuberculose pulmonaire_

C) D'après les définitions fournies, dites à quoi se rapportent:

CONIO _empoussiéré_

GÈNE _qui engendre   ou   qui est déterminé_

LOGIE _étude_

PHOBIE _crainte morbide_

THÉRAPIE _traitement_

Clés à retenir: PHTISIE
CONIO

Quarante-neuvième exercice: PTYSIE

A) Voici trois termes médicaux et leurs définitions respectives.

1. albumoPTYSIE   présence d'*albumine* dans les CRACHATS

2. hémoPTYSIE   CRACHEMENTS d'une quantité plus ou moins abondante de *sang* provenant des voies respiratoires

3. mélanoPTYSIE   EXPECTORATION *noire* survenant au cours de l'anthracose des mineurs de charbon, lors du ramollissement de masses tumorales pulmonaires

B) La signification de PTYSIE est donc *Crachats*

C) D'après les définitions fournies, à quoi se rapportent

ALBUMO   *albumine*

HÉMO   *sang*

MÉLANO   *noire*

Clés à retenir: PTYSIE
              ALBUMO, MÉLANO

Avant de passer à l'exercice suivant, faites le test de contrôle 15, page 187.

Cinquantième exercice: PNÉE

A) Voici onze termes médicaux et leurs définitions respectives.

1. aPNÉE	*arrêt* plus ou moins prolongé de la RESPIRATION
2. brachyPNÉE	RESPIRATION *courte* et lente
3. bradyPNÉE	RESPIRATION *lente*
4. dysPNÉE	*difficulté* de la RESPIRATION
5. euPNÉE	RESPIRATION *facile*
6. hyperPNÉE	*exagération* de l'amplitude des mouvements de la RESPIRATION
7. hypoPNÉE	*diminution* de la VENTILATION PULMONAIRE
8. orthoPNÉE	dysPNÉE empêchant le malade de rester couché et l'obligeant à s'asseoir *droit* ou à rester debout
9. polyPNÉE	RESPIRATION rapide et superficielle; *plusieurs* RESPIRATIONS courtes et superficielles
10. spanoPNÉE	RESPIRATION *rare*; ralentissement du rythme respiratoire
11. tachyPNÉE	le sujet atteint de tachyPNÉE RESPIRE *plus vite*; donc, accélération considérable du rythme respiratoire

B) La signification de PNÉE est donc _respiration_

C) D'après les définitions fournies, dites à quoi se rapportent:

A	*absence*	HYPO	*diminution*
BRACHY	*courte*	ORTHO	*droit*
BRADY	*lente*	POLY	*plusieurs*
DYS	*difficulté*	SPANO	*rare*
EU	*facile*	TACHY	*vite*
HYPER	*exagération*		

Remarque: BRACHY signifiant court n'est pas synonyme de BRACHI: bras

Clés à retenir: PNÉE
BRACHY

Cinquante-et-unième exercice: ORCHID

A) Voici quinze termes médicaux et leurs définitions respectives.

1. cryptORCHIDie — absence des deux TESTICULES dans les bourses, par suite de leur arrêt dans l'abdomen; littéralement: testicules _cachés_

2. dysORCHIDie — _trouble_ fonctionnel du TESTICULE

3. hypoORCHIDie — _diminution_ de la sécrétion interne du TESTICULE

4. micrORCHIDie — _petitesse_ des TESTICULES s'accompagnant de stérilité

5. ORCHIalgie — _névralgie_ TESTICULaire

6. ORCHIDectomie — _extirpation_ d'un testicule ou des deux TESTICULES

7. ORCHIDOpexie — _fixation_ opératoire, dans les bourses, d'un TESTICULE ectopique

8. ORCHIDOptose — relâchement considérable du scrotum avec _abaissement_ du TESTICULE et développement de varices dans le cordon (varicocèle)

9. ORCHIDorraphie — Voir ORCHIDOpexie

10. ORCHIDOthérapie — _emploi thérapeutique_ d'extrait TESTICULaire

11. ORCHIDOtomie — _incision_ d'un TESTICULE

12. ORCHite — nom générique donné à toutes les _inflammations_ aigües ou chroniques du TESTICULE

13. parORCHIDie — (para: défectuosité); position _vicieuse_ d'un ou des deux TESTICULES, telle que la cryptORCHIDie

14. polyORCHIDie — existence de _plusieurs_ (donc, plus de deux) TESTICULES; anomalie fort rare

15. triORCHIDie — anomalie consistant en la présence de _trois_ TESTICULES dans les bourses

B) La signification de ORCHID est donc _testicules_

C) D'après les définitions fournies, dites à quoi se rapportent:

CRYPTO — *testicules cachés* ORRAPHIE — *fixation*

DYS — *trouble* THÉRAPIE — *emploie thérapeutique*

HYPO — *diminution* TOMIE — *incision*

MICR — *petitesse* ITE — *inflammation*

ALGIE — *névralgie* PARA — *défectuosité - vicieuse*

ECTOMIE — *extirpation* POLY — *plusieurs*

PEXIE — *fixation* TRI — *trois*

PTOSE — *abaissement*

Clés à retenir: Cet exercice fait appel à des clés déjà connues.

Cinquante-deuxième exercice: PEPSIE

A) Voici cinq termes médicaux et leurs définitions respectives.

1. bradyPEPSIE   DIGESTION *lente*

2. dysPEPSIE   DIGESTION *difficile* quelle que soit la cause de cette *difficulté*

3. euPEPSIE   DIGESTION *normale*

4. hyperPEPSIE   *exagération* du fonctionnement de la muqueuse de l'estomac avec *exaltation* du processus fermentatif de DIGESTION

5. hypoPEPSIE   *diminution* du processus fermentatif de l'estomac, donc, de la DIGESTION, se traduisant par une sécrétion chloridrique moindre, des fermentations anormales plus fréquentes et plus intenses et de la dilatation atonique de l'estomac

B) La signification de PEPSIE est donc ___*digestion*___

C) D'après les définitions fournies, dites à quoi se rapportent:

BRADY ___*lente*___

DYS ___*difficile*___

EU ___*normale*___

HYPER ___*exagération c exaltation*___

HYPO ___*diminution*___

Clés à retenir: Cet exercice fait appel à des clés déjà connues.

Cinquante-troisième exercice: PHASIE

A) Voici sept termes médicaux et leurs définitions respectives.

1. aPHASIE — *défaut* de la PAROLE par lequel le malade atteint ne peut adapter le mot à l'idée

2. bradyPHASIE — *lenteur* de la PAROLE ou de la prononciation des mots

3. cacoPHASIE — Voir jargonaPHASIE (caco: mauvais)

4. cataPHASIE — trouble de la PAROLE caractérisé par ce fait que le malade, après avoir répondu à la question posée, répète cette réponse un nombre indéterminé de fois (cata: *en suivant*)
   repeat same answer many x

5. dactyloPHASIE — procédé employé par les sourds-muets pour communiquer entre eux et dans lequel les sons se trouvent remplacés par les mouvements des *doigts*; PAROLE traduite par les *doigts*
   sign language

6. dysPHASIE — *difficulté* de la fonction du LANGAGE provoquée par des lésions des centres cérébraux

7. jargonaPHASIE — LANGAGE incorrect (*jargon*), avec déformation et substitution des mots et fautes de syntaxe, observé dans les aPHASIES et les catatonies

8. paraPHASIE — trouble de l'utilisation des mots du LANGAGE dans lequel ceux-ci ne sont pas employés dans leur sens véritable (para: défectuosité); syn. aphrasie, hétérophrasie, paraphrasie

B) La signification de PHASIE est donc _parole_

C) D'après les définitions fournies, dites à quoi se rapportent

A	*défaut*	DACTYLO	*mouvement des doigts*
BRADY	*lenteur*	DYS	*difficulté*
CACO	*jargon*	JARGONA	*jargon*
CATA	*en suivant*	PARA	*défectuosité*

Clés à retenir: PHASIE
CATA, DACTYLO, JARGONA

Cinquante-quatrième exercice: DIPSIE

A) Voici trois termes médicaux et leurs définitions respectives.

1. dysDIPSIE	*difficulté* de la déglutition des LIQUIDES, observée chez les hystériques, (littéralement, dysDIPSIE se traduirait par <u>SOIF *difficile*</u>)
2. oligoDIPSIE	littéralement, oligoDIPSIE se traduirait par <u>peu de SOIF</u>; diminution ou absence presque complète de la sensation de SOIF que l'on observe chez certains sujets sans que leur santé paraisse troublée
3. polyDIPSIE	littéralement *plusieurs <u>SOIFS</u>* en une seule; SOIF excessive

B) La signification de DIPSIE est donc _soif_

C) D'après les définitions fournies, dites à quoi se rapportent:

DYS _soif difficile_

OLIGO _peu de soif_

POLY _soif excessive_

Clés à retenir: Cet exercice fait appel à des clés déjà connues.

Cinquante-cinquième exercice: ODONT

A) Voici cinq termes médicaux et leurs définitions respectives.

1. anODONTie   *absence* de toutes ou de presque toutes les DENTS

2. érythrODONTie   coloration *rose* des DENTS

3. mélanODONTic   affection frappant uniquement les DENTS de lait, consistant en une destruction de l'émail sur une surface plus ou moins grande, laissant apparaître l'ivoire qui prend une teinte de brun *noirâ*tre. Elle serait due à la carence de vitamine C

4. micrODONTie   arrêt de développement d'une ou de plusieurs DENTS qui conservent chez l'adulte la *petite* dimension qu'elles avaient durant l'enfance

5. orthODONTie   partie de l'art dentaire qui s'occupe de la prophylaxie et du traitement des difformités (pour rendre les DENTS *droites*)

B) La signification de ODONT est donc _____ *dent* _____

C) D'après les définitions fournies, dites à quoi se rapportent:

AN   *absence*

ÉRYTHR   *rose – couleur des dents*

MÉLAN   *couleur brun – noirâtre*

MICR   *petite*

ORTH   *pour rendre les dents (droite)*

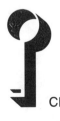

Clés à retenir: Cet exercice fait appel à des clés déjà connues.

Cinquante-sixième exercice: ONYCH

A) Voici sept termes médicaux et leurs définitions respectives.

1.	leucONYCHie	décoloration partielle ou totale de l'ONGLE, ONGLE _blanc_
— 2.	ONYCHOgraphie	mesure et _enregistrement_ de la pression des vaisseaux unguéaux (des ONGLES) à l'aide d'un instrument appelé ONYCHOgraphe
3.	ONYCHOpathie	nom générique donné à toutes les _affections_ unguéales (des ONGLES)
4.	ONYCHOptose	_chute_ des ONGLES
— 5.	ONYCHorrehexis	fragilité extrême des ONGLES qui se _déchirent_ facilement (orrhexis: déchirure)
— 6.	périONYXis	inflammation se situant _autour_ des ONGLES
— 7.	sclérONYCHie	lésion de l'ONGLE caractérisée par son induration (scler: dur) et son épaissement

B) La signification de ONYCH ou ONYX est donc _ongles_

C) D'après les définitions fournies, dites à quoi se rapportent

LEUC   _blanc — décoloration de l'ongle_

GRAPHIE   _enregistrement_

PATHIE   _affections_

PTOSE   _chute_

ORRHEXIS   _déchirent_

PÉRI   _autour_

SCLÉR(O)   _scler: dur_

Clés à retenir: ONYCH ou ONYX
                GRAPHIE, ORRHEXIS, SCLÉR (O)

Avant de passer à l'exercice suivant, faites le test de contrôle 16, page 189.

Cinquante-septième exercice: TRICH

A) Voici quatorze termes médicaux et leurs définitions respectives.

1. aTRICHie	*absence* complète des POILS, le plus souvent congénitale
2. hyperTRICHose	difformité cutanée consistant en un *développement anormal* du système pileux (des POILS). Syn. polyTRICHie, polyTRICHose
3. hypoTRICHose	*arrêt de développement* des POILS localisé ou s'étendant à toutes les régions pileuses
4. leucoTRICHie	décoloration congénitale des POILS; *blancheur* des POILS
5. oligoTRICHie	développement incomplet (*peu*) du système pileux (des POILS)
6. polyTRICHie	synonyme de hyperTRICHose
7. TRICHesthésie	mode particulier de la *sensibilité* que l'on observe au niveau des régions couvertes de POILS
8. TRICHOclasie	*rupture* des CHEVEUX
9. TRICHOclastie	nom proposé pour désigner les différents tics qui consistent à arracher ou à *briser* les CILS, les SOURCILS, les POILS de barbe ou les CHEVEUX
10. TRICHOgénique	qui *provoque* le développement du système pileux (des POILS)
11. TRICHOmalacie	maladie du cuir chevelu caractérisée, chez l'enfant, par une alopécie en plaques mal limitées, occipitales ou pariétales, portant quelques CHEVEUX très larges et d'une extrême *molesse*
12. TRICHOmanie	voir TRICHOtillomanie
13. TRICHose	terme générique désignant les maladies et anomalies des POILS et des CHEVEUX (*ose*: *maladie chronique* ou affection non inflammatoire)
14. TRICHOtillomanie	*geste automatique* qui consiste à *s'arracher* les CHEVEUX et les POILS

B) La signification de TRICHO est donc *poils - cheveux*

80

C) D'après les définitions fournies, dites à quoi se rapportent:

A	absence	CLASIE	rupture
HYPER (lots of it)	développement anormal	CLASTIE	briser
HYPO	arrêt de développemt	GÉNique	provoque
LEUCO	blancheur	MALACIE	mollesse
OLIGO	peu	OSE	maladie chronique
POLY	développement anormal	TILLO	geste automatique
ESTHÉSIE	sensibilité	MANIE	arracher

Remarque: IQUE et AQUE accompagnent ordinairement l'adjectif et signifient QUI A RAPPORT À

Clés à retenir: TRICH
CLASIE, CLASTIE, TILLO

Cinquante-huitième exercice: ANDRO

A) Voici six termes médicaux et leurs définitions respectives.

1. ANDROgénie — présence d'hormones masculinisantes, i.e. qui *engendrent* le caractère MÂLE dans l'organisme

2. ANDRoïde — qui a l'*apparence* d'un individu MÂLE; en d'autres mots, qui présente des caractères masculins

3. ANDROlogie — *étude* de l'HOMME en tant que MÂLE

4. ANDROmastie — qui a des *mamelles* d'HOMME; en d'autres mots, atrophie des mamelles chez la femme

5. ANDROpause — par analogie avec MÉNO*pause*, ensemble des manifestations organiques et psychiques survenant chez l'HOMME entre 50 et 70 ans

6. hypoANDRisme — état d'un HOMME qui est *en deçà* de la maturité normale d'un HOMME adulte

B) La signification de ANDRO est donc _homme — mâle_

C) D'après les définitions fournies, dites à quoi se rapportent:

GÉNIE — _engendrent_

OÏDE — _apparence_

LOGIE — _étude_

MASTIE — _mamelles_

PAUSE — _(like menopause but for men_

HYPO — _en deça_

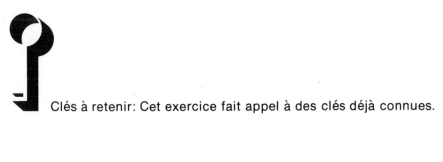

Clés à retenir: Cet exercice fait appel à des clés déjà connues.

Cinquante-neuvième exercice: GYN ou GYNÉCO

A) Voici neuf termes médicaux et leurs définitions respectives

1. androGYNie	Pseudo hermaphrodisme (voir remarque) partiel chez l'*homme* cryptorchidie accompagnée de certains caractères FÉMININS
2. misoGYNie	*répulsion morbide* de l'homme pour les rapports sexuels ou simplement pour la société des FEMMES
3. GYNandrie	ou GYNanthropie. Pseudo hermaphrodisme partiel chez la FEMME qui présente certains caractères sexuels secondaires du *mâle*
4. GYNandroïde	FEMME qui, par certains de ses caractères sexuels, a *l'apparence du mâle*
5. GYNÉCOgraphie	*radiographie* de l'utérus, des trompes de Fallope, et des ovaires chez la FEMME
6. GYNÉCOlogie	*étude* de l'organisme de la FEMME
7. GYNÉCOmastie	homme qui a des *mamelles* de FEMME
8. GYNÉphobie	*appréhension angoissante* que certains névropathes éprouvent en présence d'une FEMME
9. GYNoïde	*qui présente des caractères* de FEMME

B) La signification de GYN ou de GYNÉCO qui forment une seule et même clé est donc

femme

Remarque: PSEUDO est un préfixe qui signifie la *fausseté* de la chose nommée

HERMAPHRODISME: de Hermes, dieu grec personnifiant la masculinité et de APHRODITE, déesse grecque de la Beauté et de l'Amour personnifiant la féminité; l'HERMAPHRODISME implique la présence, chez un même individu, de testicules et d'ovaires, isolés ou réunis.

C) D'après les définitions fournies, dites à quoi se rapportent:

ANDRO	*l'homme*	OÏDE	*-qui presente des caratères*
MISO	*répulsion morbide*	GRAPHIE	*radiographie*
LOGIE	*etude*	HERMA	*masculinity*
MASTIE	*mamelles*	APHRODITE	_____
PHOBIE	*appréhension angoissante*	HERMA-PHRODISME	*has both testicules et ovaires*
PSEUDO	*fausseté*		

Clés à retenir: GYN ou GYNÉCO
PSEUDO, HERMA, APHRODITE

Soixantième exercice: SPHYGMO

A) Voici sept termes médicaux et leurs définitions respectives.

1. aSPHYGMie — *absence* de POULS

2. bradySPHYGMie — *ralentissement* du POULS

3. SPHYGMique — *qui se rapporte* au POULS

4. SPHYGMOgramme — *tracé* sphygmographique du POULS

5. SPHYGMOgraphe — instrument *enregistreur* du POULS

6. SPHYGMOmanomètre — appareil *enregistreur* composé essentiellement d'un manomètre (voir remarque) à air destiné à mesurer la tension artérielle à travers le POULS

7. SPHYGMOmètre — instrument destiné à *mesurer* le POULS; cet instrument est abandonné depuis l'invention du sphygmographe

Remarque: Manomètre: instrument qui mesure la pression à l'intérieur d'un vaisseau ou d'une cavité. (Mano: rare ou peu dense).

B) La signification de SPHYGMIE ou de SPHYGMO est donc *pouls-pulse*

C) D'après les définitions fournies, dites à quoi se rapportent:

A — *absence*

BRADY — *ralentissement*

IQUE — *qui se rapport*

GRAMME — *tracé*

GRAPHE — *enregisteur*

MANO — *enregistreur*

MÈTRE — *mesurer*

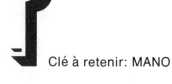

Clé à retenir: MANO

Soixante-et-unième exercice: ORRHEXIS

A) Voici sept termes médicaux et leurs définitions respectives.

1. caryORRHEXIS — ÉCLATEMENT du _noyau_ de la cellule
   noyau

2. cléidORRHEXie — FRACTURE des deux _clavicules_ dans l'accouchement tête dernière
   ↓ clavicule

3. coléORRHEXie — RUPTURE du _vagin_ pouvant survenir dans les accouchements difficiles

4. desmORRHEXie — RUPTURE des _ligaments_

5. élastORRHEXie — RUPTURE des fibres _élastiques_ des tissus survenant à la suite de leur dégénérescence

6. érythrORRHEXis — 1. hémorragie;
   2. FRAGMENTATION des globules _rouges_

7. trichORRHEXie — affection rare des _cheveux_ qui se gonflent en un ou plusieurs points, puis ÉCLATENT et se cassent à ce niveau
   hair

B) La signification de ORRHEXIS est donc _rupture éclatement_

C) D'après les définitions fournies, dites à quoi se rapportent

CARY _noyau_

CLEID _clavicule_

COLÉ _vagin_

DESM(O) _ligaments_

ÉLAST(O) _élastiques_

TRICH _cheveux_

Remarque: trois clés peuvent donc traduire VAGIN, ce sont:

colé   ~~métra~~ _colpo_ et _élytr_

Clés à retenir: CARY, CLEID, COLÉ, DESM(O), ÉLAST(O)

Soixante-deuxième exercice: PLASIE

A) Voici huit termes médicaux et leurs définitions respectives.

1. angiodysPLASIE	anomalie des _vaisseaux_ par _trouble_ de DÉVELOPPEMENT
2. dysPLASIE	_trouble_ dans le DÉVELOPPEMENT de tissus, d'organes ou de parties anatomiques entraînant des difformités ou même des monstruosités compatibles ou non avec l'existence
3. érythroPLASIE	affection pré-cancéreuse des muqueuses (bouche, langue, lèvres, gland, prépuce, vulve), se présentant sous forme d'une FORMATION à surface _rouge_ velvétique et brillante, bien limitée et s'étendant lentement
4. hyperPLASIE	1. FORMATION d'un tissu pathologique aux dépens d'un tissu sain 2. DÉVELOPPEMENT _exagéré_ d'un tissu ou d'un organe
5. leucoPLASIE	affection chronique qui frappe la muqueuse buccale et plus rarement les muqueuses vulvaire, vaginale et vésicale. Elle est caractérisée anatomiquement par la transFORMATION cornée de la partie superficielle de l'épithélium et cliniquement par des plaques _blanchâtres_ ou simplement opalines
6. néoPLASIE	FORMATION d'un tissu _nouveau_ dont les éléments se substitueraient à ceux d'un tissu antérieur sans rien leur emprunter
7. ostéoPLASIE	néoFORMATION _osseuse_ atypique
8. polydysPLASIE	présence chez un même sujet de _plusieurs_ malformations dues à des _troubles_ de DÉVELOPPEMENT de tissus ou d'organes

B) La signification de PLASIE est donc _développement   formation_

C) D'après les significations fournies, dites à quoi se rapportent:

ANGIO _vaisseaux_   LEUCO _blanchâtre_

DYS _trouble-difficulté_   NÉO _nouveau_

ÉRYTHRO _rouge_   OSTÉO _osseuse_

HYPER _exagéré_   POLY _plusieur trouble_

Clés à retenir: PLASIE
NÉO

Soixante-troisième exercice: PLASTie

A) Voici dix termes médicaux et leurs définitions respectives.

1. blépharoPLASTie — opération qui a pour but de RÉPARER une *paupière* détruite ou déformée par une cicatrice

2. cardioPLASTie — OPÉRATION PLASTIQUE portant sur la partie terminale de l'œsophage et sur le *cardia* et destinée à remédier au spasme et au rétrécissement de cette partie du tube digestif

3. cheiloPLASTie — opération qui consiste à RESTAURER plus ou moins complètement l'une ou l'autre *lèvre*

4. colpoPLASTie — RÉFECTION du *vagin* au moyen d'une greffe

5. cystoPLASTie — opération ayant pour but la RÉFECTION de la *vessie* par la fermeture d'une fistule vésico-vaginale

6. entéroPLASTie — opération ayant pour but le RÉTABLISSEMENT du diamètre normal de *l'intestin* dans le cas de sténose de cet organe

7. génoPLASTie — opération par laquelle on RÉPARE les pertes de substances des *joues* ou leurs difformités

8. rhinoPLASTie — opération destinée à REMÉDIER aux difformités ou pertes de substance du *nez* en le reconstituant en totalité ou en partie

9. staphyloPLASTie — opération consistant en une autoPLASTie destinée à combler une perte de substance du *voile du palais* (staphylo: luette)

10. stomatoPLASTie —
   1. opération qui consiste à RÉPARER par autoPLASTie les malformations congénitales ou acquises de la cavité de la *bouche*;
   2. en gynécologie, opération autoPLASTique destinée à REFAIRE l'orifice (la *bouche*) du col de l'utérus dans les cas de sténose

B) La signification de PLASTie est donc *réparer*

C) D'après les significations fournies, dites à quoi se rapportent:

BLÉPHARO	*paupière*	ENTÉRO	*l'intestin*
CARDIO	*Cardia — esophague*	GÉNO	*joues*
CHEILO	*lèvre*	RHINO	*nez*
COLPO	*vagin*	STAPHYLO	*voile du palais*
CYSTO	*vessie*	STOMATO	*bouche*

Clés à retenir: PLASTie
CARDIO, GÉNO, STAPHYLO

Avant de passer à l'exercice suivant, faites le test de contrôle 17, page 191.

Soixante-quatrième exercice: SCLÉRO

A) Voici sept termes médicaux et leurs définitions respectives.

1. artérioSCLÉRose	on réserve ce terme à la variété de SCLÉRose qui prédomine sur les fibres musculaires de la tunique moyenne et s'étend aussi à la tunique interne des *artères*
②. phacoSCLÉRose	inDURation du *cristallin*
3. préSCLÉRose	état morbide qui *précède* l'artérioSCLÉRose
4. SCLÉROdactylie	SCLÉROdermie limitée aux *doigts*
5. SCLÉROdermie	dermatose caractérisée par l'ÉPAISSISSEMENT avec inDURation de la *peau* et du tissu cellulaire sous-cutané et parfois des tissus profonds; à ce stade succède un stade d'atrophie et souvent d'ulcération des téguments
⑥ SCLÉRonychie	lésion de l'*ongle* caractérisée par son inDURation et son épaississement
⑦ SCLÉRose	inDURation pathologique d'un organe ou d'un tissu

B) La signification de SCLÉRO est donc *sclérose induration*

C) D'après les définitions fournies, dites à quoi se rapportent:

ARTÉRIO   *artères*

PHACO   *cristallin*

PRÉ   *précède*

DACTYLIE   *doigts*

DERMIE   *peau*

ONYCHIE   *ongle*

OSE   *induration pathologique d'un organe ou d'un tissu*

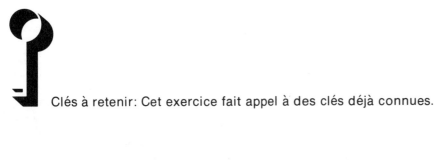

Clés à retenir: Cet exercice fait appel à des clés déjà connues.

Soixante-cinquième exercice: POÏÈSE

A) Voici huit termes médicaux et leurs définitions respectives.

1. anhématoPOÏÈSE	*arrêt* ou trouble dans la PRODUCTION des *hématies*
2. dyshématoPOÏÈSE	*trouble* dans la FORMATION des *globules du sang*
3. érythroPOÏÈSE	FORMATION des globules *rouges*
4. galactoPOÏÈSE	FORMATION du *lait* dans le système en voie de lactation
5. histoPOÏÈSE	ensemble des phénomènes de chimie biologique qui modifient la structure de chaque cellule du *tissu* au cours de son DÉVELOPPEMENT et lui permettent de se différencier en vue d'une aptitude spéciale
6. leucoPOÏÈSE	FORMATION des globules *blancs*
7. lymphocytoPOÏÈSE	FORMATION des *cellules* de la *lymphe*
8. uréoPOÏÈSE	PRODUCTION de l'*urée* dans l'organisme

B) La signification de POÏÈSE est donc *production - formation*

C) D'après les définitions fournies, dites à quoi se rapportent:

AN	*arrête*
HÉMATO	*hématies - globules du sang*
DYS	*trouble*
ÉRYTHRO	*rouge*
GALACTO	*lait*
HISTO	*tissu*
LEUCO	*blanc*
LYMPHO	*lymphe* *cellules*
CYTO	
URÉO	*urée*

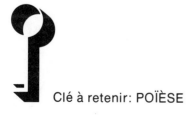

Clé à retenir: POÏÈSE

Soixante-sixième exercice: PHYLAXie

A) Voici dix termes médicaux et leurs définitions respectives.

1.	aPHYLAXie	<u>absence</u> de PHYLAXie
2.	dermoPHYLAXie	fonction PROTECTRICE permanente et multivalente de la <u>peau</u> contre les agents infectieux
3.	hélioproPHYLAXie	emploi de la <u>lumière solaire</u> pour PRÉVENIR l'apparition de diverses formes de la tuberculose
4.	hémoproPHYLAXie	injection, par PRÉVENTION, du <u>sang</u> prélevé dans les veines d'un sujet immunisé par une atteinte antérieure d'une maladie, à un sujet non encore atteint de cette maladie
5.	leucoproPHYLAXie	méthode PRÉVENTIVE qui consiste à provoquer, avant les opérations chirurgicales, une <u>leuco</u>cytose générale ou locale
6.	PHYLAXie	pouvoir de PROTECTION ou de DÉFENSE de l'organisme CONTRE l'infection, comprenant la phagocytose et la formation d'anticorps
7.	proPHYLAXie	partie de la thérapeutique qui a pour objet de PRÉVENIR le développement des maladies
8.	psychoproPHYLAXie	PRÉVENTION des réactions nuisibles de l'organisme grâce à une préparation <u>psycho</u>logique capable de supprimer, de modifier ou de créer certains réflexes conditionnés
9.	tachyPHYLAXie	IMMUNISATION <u>rapide</u> contre certains poisons d'origine organique
10.	trophoPHYLAXie	propriété possédée par les <u>aliments</u> de PROTÉGER l'organisme contre les intoxications

B) La signification de PHYLAXie est donc *protection prévention*

C) D'après les définitions fournies, dites à quoi se rapportent:

A	*absence*	PRO	*prévenir*
DERMO	*peau*	PSYCHO	*psychologique*
HÉLIO	*lumière solaire*	TACHY	*rapide*
HÉMO	*sang*	TROPHO	*aliments*
LEUCO	*blanc — leucocyte*		

Clés à retenir: PHYLAXie
HÉLIO, PRO

Soixante-septième exercice: THÉRAPIE

A) Voici trente termes médicaux et leurs définitions respectives.

1. alcooloTHÉRAPIE — EMPLOI THÉRAPEUTIQUE de *l'alcool*, quel que soit son mode d'administration

2. balnéoTHÉRAPIE — EMPLOI THÉRAPEUTIQUE des *bains* généraux ou locaux

3. cinésiTHÉRAPIE — nom sous lequel on désigne tous les modes de TRAITEMENT qui agissent sur l'organisme en lui imprimant des *mouvements* soit actifs, soit passifs: électricité, massage, gymnastique

4. clinoTHÉRAPIE — méthode de TRAITEMENT consistant dans le repos au *lit*

5. cryoTHÉRAPIE — APPLICATION THÉRAPEUTIQUE de *froid* a.e. douche froide, enveloppement humide, bain refroidi, acide carbonique neigeux

6. dermatoTHÉRAPIE — nom employé parfois pour désigner le TRAITEMENT des affections de la *peau*

7. diétoTHÉRAPIE — EMPLOI THÉRAPEUTIQUE de *régimes alimentaires*

8. hélioTHÉRAPIE — APPLICATION THÉRAPEUTIQUE des rayons du *soleil*

9. hémoTHÉRAPIE — EMPLOI THÉRAPEUTIQUE du *sang* quel que soit son mode d'administration

10. hépatoTHÉRAPIE — EMPLOI THÉRAPEUTIQUE du *foie* administré en nature ou sous forme d'extrait hépatique pris par la bouche ou injecté dans le tissu musculaire

11. hormonoTHÉRAPIE — EMPLOI THÉRAPEUTIQUE des *hormones*

12. hydroTHÉRAPIE — EMPLOI THÉRAPEUTIQUE de *l'eau* sous toutes ses formes et à des températures variables: bains, douches d'eau ou de vapeur, etc.

13. hydrothermoTHÉRAPIE — EMPLOI THÉRAPEUTIQUE de *l'eau chaude*

14. massoTHÉRAPIE — EMPLOI THÉRAPEUTIQUE du *massage*

15. narcoTHÉRAPIE — EMPLOI THÉRAPEUTIQUE, dans certaines maladies mentales, du sommeil continu entretenu pendant plusieurs jours à l'aide de *narcotiques*

16. orchidoTHÉRAPIE — EMPLOI THÉRAPEUTIQUE d'extrait *testiculaire*

17.	ostéoTHÉRAPIE	EMPLOI THÉRAPEUTIQUE des *os* et des substances qui en proviennent
18.	ovarioTHÉRAPIE	EMPLOI THÉRAPEUTIQUE de préparations *ovariennes*
19.	oxygénoTHÉRAPIE	EMPLOI THÉRAPEUTIQUE de *l'oxygène* soit en inhalation soit en injection intra-dermique ou sous-cutanée
20.	pénicillinoTHÉRAPIE	EMPLOI THÉRAPEUTIQUE de la *pénicilline*
21.	phagoTHÉRAPIE	EMPLOI THÉRAPEUTIQUE des *régimes alimentaires*
22.	pharmacoTHÉRAPIE	EMPLOI THÉRAPEUTIQUE des *médicaments*
23.	physioTHÉRAPIE	UTILISATION dans un but THÉRAPEUTIQUE, des agents *physiques* naturels ou artificiels: eau, air, électricité, radiations lumineuses, rayons X, etc.; la physioTHÉRAPIE met également en œuvre le climat, l'altitude, le repos, le mouvement comme la marche, les exercices de gymnastique et la trépidation
24.	psychoTHÉRAPIE	emploi des ressources de *l'esprit* dans le TRAITEMEMT des troubles mentaux ou somatiques
(25.)	pyrétoTHÉRAPIE	EMPLOI THÉRAPEUTIQUE de l'hyperthermie, *fièvre* provoquée soit par inoculation d'une maladie fébrile, soit par injection d'un agent pyrétogène, soit par les ondes courtes
26.	radioTHÉRAPIE	EMPLOI THÉRAPEUTIQUE des *rayons* X
27.	splénoTHÉRAPIE	EMPLOI THÉRAPEUTIQUE de la *rate*
28.	thermoTHÉRAPIE	EMPLOI THÉRAPEUTIQUE de la *chaleur*
(29.)	uroTHÉRAPIE	EMPLOI THÉRAPEUTIQUE de *l'urine*
30.	vaccinoTHÉRAPIE	UTILISATION THÉRAPEUTIQUE des *vaccins* que l'on fasse appel à leur réaction préventive, ou à leur action curative au cours d'une maladie déclarée

B) La signification de THÉRAPIE est donc *emploi thérapeutique*

C) D'après les définitions fournies, dites à quoi se rapportent

ALCOOLO *alcool*   CINÉSI *mouvement*

BALNÉO *bains*   CLINO *lit*

CRYO	*froid*	OVARIO	*ovaire*
DERMATO	*peau*	OXYGÉNO	*oxygène*
DIÉTO	*régime alimentaire*	PÉNICILLINO	*pénicillin*
HÉLIO	*soleil*	PHAGO	*régime alimentaire*
HÉMO	*sang*	PHARMACO	*médicaments*
HÉPATO	*foie*	PHYSIO	*physique*
HORMONO	*hormone*	PSYCHO	*esprit*
HYDRO	*l'eau*	PYRÉTO	*fièvre*
THERMO	*l'eau chaude*	RADIO	*rayon X*
MASSO	*massage*	SPLÉNO	*rate*
NARCO	*narcotiques*	THERMO	*chaleur*
ORCHIDO	*testiculaire*	URO	*urine*
OSTÉO	*os*	VACCINO	*vaccin*

Clés à retenir: ALCOOLO, BALNÉO, DERMATO, DIÉTO, HORMONO, THERMO, MASSO, NARCO, OXYGÉNO, PÉNICILLINO, PHYSIO, PYRÉTO, URO, VACCINO

Soixante-huitième exercice: LOGIE

A) Voici soixante-douze termes médicaux et leurs définitions respectives.

1. acropathoLOGIE — ÉTUDE des *maladies* des *extrémités*

2. allergoLOGIE — ÉTUDE de l'*allergie* et de ses manifestations morbides

3. androLOGIE — ÉTUDE de l'*homme* et plus particulièrement des maladies spéciales à l'homme, par analogie avec gynécologie

4. anesthésioLOGIE — ÉTUDE de l'*anesthésie* artificielle et de ses applications médico-chirurgicales

5. angéioLOGIE — ÉTUDE des *vaisseaux* et de leurs maladies

6. anthropoLOGIE — ÉTUDE du groupe *humain*, envisagé dans son ensemble dans ses détails et dans ses rapports avec le reste de la nature

7. arthroLOGIE — partie de l'ÉTUDE de l'anatomie qui traite des *articulations*

8. audioLOGIE — SCIENCE de l'*audition*

9. bactérioLOGIE — ÉTUDE des *bactéries*, de leurs propriétés et de leur action sur l'organisme

10. bioLOGIE — ÉTUDE de la *vie*

11. caractéroLOGIE — ÉTUDE des *caractères*

12. carcinoLOGIE — ÉTUDE du *cancer*

13. cardioLOGIE — ÉTUDE du *coeur* et de ses affections

14. climatoLOGIE — ÉTUDE des différents *climats* et de leurs actions sur l'organisme sain ou malade

15. colpocytoLOGIE — ÉTUDE des *cellules* épithéliales du *vagin* recueillies par frottis → *pap smear*

16. coproLOGIE — ÉTUDE des *matières fécales*

17. cosmopathoLOGIE — partie de la climatologie qui ÉTUDIE l'action *patho*gène sur l'organisme des facteurs *cosmiques* a.e. soleil, lune, rayons cosmiques, etc.

18. cranioLOGIE — partie de l'anthropologie qui concerne l'ÉTUDE du *crâne*

19. cytoLOGIE	ÉTUDE de la *cellule* considérée au point de vue de sa constitution intime, de sa morphologie, de son évolution
20. cytopathoLOGIE	ÉTUDE des *maladies* de la *cellule*
21. dermatoLOGIE	partie de la pathologie qui ÉTUDIE les maladies de la *peau*
22. diabétoLOGIE	ÉTUDE du *diabète*
23. embryoLOGIE	ÉTUDE de l'*embryon* et de ses organes
24. endocrinoLOGIE	ÉTUDE des glandes à sécrétion interne ou *endocrines*
25. épidémioLOGIE	ÉTUDE des *épidémies*
26. gastro-entéroLOGIE	ÉTUDE de la physiologie et de la pathologie de l'*estomac* et de l'*intestin*
27. gérontoLOGIE	ÉTUDE du *vieillard*, de ses conditions de vie normales et pathologiques
28. gynécoLOGIE	ÉTUDE de l'organisme de la *femme* et de son appareil génital
29. helminthoLOGIE	ÉTUDE des *vers intestinaux* et des troubles qu'ils provoquent
30. hématoLOGIE	ÉTUDE du *sang* aux points de vue anatomique, physiologique et pathologique
31. hépatoLOGIE	ÉTUDE du *foie* aux points de vue anatomique, physiologique et pathologique
32. histoLOGIE	partie de l'anatomie qui étudie les *tissus* dont sont formés les êtres vivants
33. histopathoLOGIE	ÉTUDE, au microscope, des *tissus* et des organes *malades*
34. hormonoLOGIE	ÉTUDE des *hormones*
35. laryngoLOGIE	ÉTUDE du *larynx* et des maladies qui lui sont spéciales
36. léproLOGIE	ÉTUDE de la *lèpre*
37. lithoLOGIE	partie de la pathologie qui ÉTUDIE la formation des *calculs*
38. météoropathoLOGIE	SCIENCE qui traite du rapport de la *pathologie* humaine ou animale avec les phénomènes *météorologiques*

39. néphroLOGIE	ÉTUDE du *rein* et de ses affections
40. neuroLOGIE	ÉTUDE de l'anatomie, de la physiologie et des maladies du système *nerveux*
41. neuropathoLOGIE	Partie de la *pathologie* qui ÉTUDIE les *maladies* du système *nerveux*
42. neurophysioLOGIE	ÉTUDE du *fonctionnement* du système *nerveux*
43. névroLOGIE	ÉTUDE de l'anatomie du système *nerveux*
44. nosoLOGIE	ÉTUDE des caractères distinctifs qui permettent de définir les *maladies*
45. odontoLOGIE	ÉTUDE des *dents* et de leurs maladies
46. ophtalmoLOGIE	ÉTUDE des *yeux* au triple point de vue anatomique, physiologique et pathologique
47. ostéoLOGIE	partie de l'anatomie qui ÉTUDIE les *os*
48. otoLOGIE	ÉTUDE de l'*oreille* et des maladies qui lui sont spéciales
49. paléopathoLOGIE	ÉTUDE des *maladies* que peut révéler l'examen des débris humains ou animaux des temps *anciens*
50. parasitoLOGIE	partie de l'histoire naturelle qui s'occupe de l'ÉTUDE des *parasites* animaux et végétaux
51. pathoLOGIE	SCIENCE qui a pour objet l'ÉTUDE des *maladies*
52. pédoLOGIE	ÉTUDE expérimentale de l'*enfant*
53. pelviLOGIE	ÉTUDE du *bassin* normal ou pathologique au point de vue obstétrical
54. pharmacoLOGIE	ÉTUDE des *médicaments*
55. phléboLOGIE	ÉTUDE des *veines* et de leurs maladies
56. phtisioLOGIE	ÉTUDE de la *phtisie*
57. physioLOGIE	partie de la biologie qui a pour objet d'ÉTUDIER les *fonctions* et les propriétés des organes et des tissus des êtres vivants
58. pneumonoLOGIE	ÉTUDE du *poumon* et de ses maladies
59. podoLOGIE	ÉTUDE du *pied* normal et pathologique
60. posoLOGIE	ÉTUDE des *doses* thérapeutiques des divers médicaments suivant l'âge, le sexe et l'état du malade

61. psychopathoLOGIE	ÉTUDE des *maladies mentales*	
62. pyrétoLOGIE	partie de la pathologie qui ÉTUDIE les maladies *fébriles*	
63. rhinoLOGIE	ÉTUDE du *nez*, des fosses nasales et des affections qui leur sont propres	
64. rhumatoLOGIE	ÉTUDE des différentes sortes de *rhumatisme*	
65. sémioLOGIE	partie de la médecine qui ÉTUDIE les *signes* des maladies	
66. septicoLOGIE	ÉTUDE du comportement de l'organisme au cours des maladies *infectieuses*	
67. séroLOGIE	ÉTUDE des *sérums* et de leurs différentes propriétés	
68. sitioLOGIE	TRAITÉ des *aliments*	
69. splanchnoLOGIE	partie de l'anatomie qui s'occupe de la description des *viscères*, appareils digestif, respiratoire, génito-urinaire, etc.	
70. stomatoLOGIE	ÉTUDE de la *bouche* et de ses maladies	
71. symptomatoLOGIE	ÉTUDE des *symptômes* des maladies	
72. ténoLOGIE	partie de l'anatomie qui TRAITE des *tendons*	

B) La signification de LOGIE est donc _étude_

C) D'après les définitions fournies, dites à quoi se rapportent

ACRO	maladies des extrémités	BIO	vie
PATHO		CARACTÉRO	caractère
ALLERGO	allergie	CARCINO	cancer
ANDRO	homme	CARDIO	cœur
AN ESTHÉSIO	anesthésie	CLIMATO	climat
ANGÉIO	vaisseaux	COLPO	vagin
ANTHROPO	humain	CYTO	cellule
ARTHRO	articulation	COPRO	matière fécale
AUDIO	l'audition	COSMO	cosmique
BACTÉRIO	bactéries	CRANIO	crâne

DERMATO	peau	OTO	l'oreille
DIABÉTO	diabète	PALÉO	anciens
EMBRYO	embryon	PARASITO	parasites
ENDOCRINO	endocrines	PATHO	science de maladies
ÉPIDÉMIO	épidémies	PÉDO	l'enfant
GASTRO	estomac	PELVI	bassin
ENTÉRO	l'intestin	PHARMACO	médicaments
GÉRONTO	vieillard	PHLÉBO	veines
GYNÉCO	femme	PHTISIO	phtisie
HELMINTH	vers intestinaux	PHYSIO	fonctions
HÉMATO	sang	PNEUMONO	poumon
HÉPATO	foie	PODO	pied
— HISTO	tissue	POSO	doses
HORMONO	hormones	PSYCHO	maladies mentale
LARYNGO	larynx	PYRÉTO	fébriles
LÉPRO	lèpre	RHINO	nez
LITHO	calculs	RHUMATO	rhumatisme
METÉORO	météorologique	SÉMIO	signes
NÉPHRO	rein	SEPTICO	infectieuse
NEURO	nerveux	SÉRO	sérums
NOSO	maladies	SITIO	aliments
ODONTO	dents	SPLANCHNO	viscères
OPHTALMO	yeux	STOMATO	bouche
OSTÉO	os	SYMPTOMATO	symptômes
		TÉNO	tendons

Clés à retenir: LOGIE
ALLERGO, ANTHROPO, BIO, CARACTÉRO, CARCINO, CLIMATO, COSMO, DIABÉTO, EMBRYO, ENDOCRINO, ÉPIDÉMIO, GÉRONTO, HELMINTH, HISTO, LÉPRO, MÉTÉORO, NOSO, PALÉO, PARASITO, PÉDO, PNEUMONO, PODO, POSO, RHUMATO, SÉMIO, SÉRO, TÉNO.

Avant de passer à l'exercice suivant, faites le test de contrôle 18, page 193.

Soixante-neuvième exercice: MÉMORISATION

Avant d'aller plus loin, mémorisez parfaitement les clés relevées depuis le trente-septième exercice. Assurez-vous de bien posséder le sens de chacune d'elles. Révisez aussi les clés apprises durant la première étape et apparaissant aux exercices 11 et 36.

1. acou	entendre	45. gaméti	gamète
2. albumo	albumine	46. géno	joue
3. alcoolo	alcool	47. gen(e), (o)	qui engendre, qui est engendré
4. allergo	allergie		
5. amib	amibe	48. géronto	vieillard
6. andr	homme (mâle)	49. glycos	glycose, sucre
7. ankylo	soudure	50. graphie	écriture, graphie, radiographie
8. anthropo	homme (sens générique)		
		51. hélio	soleil
9. aphrodite	déesse de l'amour	52. helminth	vers intestinaux
10. ase	désigne les enzimes ou les diastases	53. herma	dieu grec figurant la force mâle
11. bactéri	bactérie	54. histo	tissu
12. balnéo	bain	55. hormono	hormone
13. bilirubi	bilirubine	56. hypo	en deça de, en dessous de
14. bio	vie		
15. brachi	bras	57. ique, aque	qui se rapporte à
16. brachy	court	58. iso	égal
17. caractéro	caractère	59. jargona	jargon
18. carcino	cancer	60. lépro	lèpre
19. cardio	cœur	61. lept	mince, étroit
20. cardio	cardia	62. lith	pierre, calcul
21. cary	noyau	63. logie	science, étude
22. cata	en suivant	64. mano	rare
23. chrom	couleur	65. masso	massage
24. clasie	rupture	66. mélano	noir
25. clastie	briser	67. mèn	mois (menstru: mensuel)
26. cléid	clavicule		
27. climato	climat	68. météoro	élevé dans les airs
28. cole	vagin	69. métr	mesurer
29. conio	poussière	70. métr	utérus
30. cosmo	cosmos	71. narco	narcotique
31. crypto	caché	72. néo	nouveau
32. dactylo	doigt	73. noso	maladie
33. dermato	peau	74. nyct	nuit
34. desm(o)	ligament	75. oïde	qui a l'apparence de
35. diabéto	diabète	76. onyx, onych	ongle
36. diéto	diète	77. opsi	tard
37. ec	à l'extérieur	78. opsie	vue
38. ectopie	hors de sa place	79. opto	voir
39. élasto	élastique	80. orrhexi(e ou s)	rupture
40. embryo	embryon	81. ortho	droit
41. endocrino	endocrine	82. ose	maladie chronique ou affection non inflammatoire
42. épidémio	épidémie		
43. fécal	excréments		
44. fongi	champignon	83. oxy, oxygéno	oxygène

84.	paléo	ancien		
85.	parasit(i)	parasite		
86.	pédo	enfant		
87.	pénicillino	pénicilline		
88.	phtisie	phtisie		
89.	physio	qui se rapporte au corps ou à tout corps dans la nature		
90.	plasie	développement		
91.	plastie	réfection / réparation		
92.	pneum(o) pneum (at) pneumono	poumon, air		
93.	pnée	respiration		
94.	podo	pied		
95.	poïese	formation		
96.	pollaki	souvent		
97.	poso	combien		
98.	pro	favorable à		

99.	pseudo	faux	
100.	ptysie	cracher	
101.	rhumato	rhumatisme	
102.	sacchari	sucre	
103.	scléro	induration	
104.	sémio	signe	
105.	septic	corrompre	
106.	séro	sérum	
107.	span(io)	rare	
108.	staphylo	luette	
109.	symptomato	symptôme	
110.	tachy	vite	
111.	téno	tendon	
112.	thermo	chaleur	
113.	tillo	arracher	
114.	topo, topie	lieu	
115.	urie	urine	
116.	uro	urine, urée	
117.	vaccino	vaccin	

onio manie = excessive shopping

~~tilt~~

titillomanie= tendence de ce gratter

Soixante-dixième exercice: RÉVISION

Les termes médicaux présentés dans cet exercice ont déjà été vus. Décomposez chacun d'eux pour retrouver sa signification. Le nombre en italique placé en regard de chacun d'eux indique à quelle page retrouver la définition.

Il serait préférable que ce travail se fasse oralement en présence d'un professeur qui puisse vérifier la compréhension du vocabulaire médical.

1. acoumétrie	*62*	47. balnéothérapie	*94*
2. acropathologie	*97*	48. bilirubimétrie	*62*
3. adénectopie	*65*	49. biologie	*97*
4. adénoïde	*61*	50. blépharoplastie	*88*
5. albumoptysie	*70*	51. brachypnée	*71*
6. alcoolothérapie	*94*	52. bradypepsie	*74*
7. allergologie	*97*	53. bradyphasie	*75*
8. aménorrhée	*64*	54. bradypnée	*71*
9. amiboïde	*61*	55. bradysphygmie	*84*
10. amyotrophie	*55*	56. bradytrophie	*55*
11. androgénie	*81*	57. broncholithe	*66*
12. androgynie	*82*	58. cacophasie	*75*
13. androïde	*61*	59. caractérologie	*97*
14. andrologie	*97*	60. carcinologie	*97*
15. andromastie	*81*	61. cardiologie	*97*
16. andropause	*81*	62. cardioplastie	*88*
17. anémie	*56*	63. caryorrhexis	*85*
18. anesthésiologie	*97*	64. cataphasie	*75*
19. angéiologie	*97*	65. cheiloplastie	*88*
20. angiectopie	*65*	66. cholélithe	*66*
21. angiodysplasie	*86*	67. cinésithérapie	*94*
22. angiolithe	*66*	68. cléidorrhexie	*85*
23. anhématopoïese	*91*	69. climatologie	*97*
24. anisoménorrhée	*64*	70. clinothérapie	*94*
25. ankiloblépharon	*68*	71. coléorrhexie	*85*
26. ankilocheilie	*68*	72. colpocytologie	*97*
27. ankiloglosse	*68*	73. colpoplastie	*88*
28. ankilorhinie	*68*	74. coniophtisie	*69*
29. ankilose	*68*	75. coprolithe	*66*
30. anodontie	*77*	76. coprologie	*97*
31. anthropologie	*97*	77. cosmopathologie	*97*
32. anurie	*59*	78. craniologie	*97*
33. aphasie	*75*	79. craniométrie	*62*
34. aphylaxie	*92*	80. cryothérapie	*94*
35. apnée	*71*	81. cryptoménorrhée	*64*
36. artériectopie	*65*	82. cryptorchidie	*72*
37. artériolithe	*66*	83. cyanurie	*59*
38. artériosclérose	*90*	84. cystométrie	*62*
39. arthrologie	*97*	85. cystoplastie	*88*
40. asphygmie	*84*	86. cytologie	*98*
41. atrichie	*79*	87. cytopathologie	*98*
42. audiologie	*97*	88. cytémie	*56*
43. audiométrie	*62*	89. dacryolithe	*66*
44. bactéricide	*58*	90. dactylophasie	*75*
45. bactériémie	*56*	91. dermatologie	*98*
46. bactériologie	*97*	92. dermatothérapie	*94*

Soixante-et-onzième exercice: MÉGAL

A) Voici dix-huit termes médicaux et leurs définitions respectives.

1. acroMÉGALie	affection caractérisée par une HYPERtrophie singulière non congénitale des _extrémités_
2. cardioMÉGALie	AUGMENTATION DU VOLUME du _cœur_
3. dactyloMÉGALie	HYPERtrophie des _doigts_ ou des _orteils_
4. encéphaloMÉGALie	HYPERtrophie massive d'une région étendue de l'_encéphale_
5. hépatoMÉGALie	AUGMENTATION DE VOLUME du _foie_
6. kératoMÉGALie	DIMENSION EXCESSIVE de la _cornée_
7. MÉGAcéphalie	DÉVELOPPEMENT CONSIDÉRABLE du _crâne_
8. MEGAcôlon	DILATATION d'une partie plus ou moins étendue du _gros intestin_
9. MEGALhépatie	Voir HÉPATOmégalie _foie_
10. MÉGALOblaste	_cellule_ caractérisée par sa TRÈS GRANDE TAILLE
11. MÉGALOcéphalie	Voir MÉGAcéphalie _crâne_
12. MÉGALOcyte	nom donné aux _globules_ rouges GÉANTS dont le diamètre dépasse 12 microns
13. MÉGALOgastrie	_estomac_ très VOLUMINEUX, sans qu'il n'y ait à proprement parler dilatation
14. MÉGALophtalmie	anomalie congénitale de l'_œil_ consistant en un AGRANDISSEMENT de ses diamètres
15. MÉGALOpodie	Voir MACROpodie (exercice suivant) _développement exagéré des pieds_
16. MÉGALOsplénie	HYPERtrophie de la _rate_
17. MÉGArectum	DILATATION du _rectum_
18. splanchnoMÉGALie	AUGMENTATION DU VOLUME des _viscères_

B) La signification de MÉGA (ou MÉGAL ou MÉGALO) est donc _augmentation du volume_
hyper
dilatation

C) D'après les définitions fournies, dites à quoi se rapportent:

ACRO	*extrémités*	BLASTE	*cellule*
CARDIO	*coeur*	CYTE	*globules*
DACTYLO	*doigt ou orteil*	GASTRIE	*estomac*
ENCÉPHALO	*l'encéphale*	OPHTALMIE	*l'oeil*
HÉPATO	*foie*	PODIE	*pied*
KÉRATO	*cornée*	SPLÉNIE	*rate*
CÉPHALIE	*crâne*	RECTUM	*rectum*
CÔLON	*gros intestin*	SPLANCHNO	*viscères*
HÉPATIE	*foie*		

Clés à retenir: MÉGAL
BLASTE

Soixante-douzième exercice: MACRO

A) Voici quatorze termes médicaux et leurs définitions respectives.

1. MACROcéphalie	AUGMENTATION pathologique du VOLUME de la _tête_
2. MACROcheilie	HYPERtrophie congénitale des _lèvres_
3. MACROchirie	DÉVELOPPEMENT EXCESSIF des _mains_
4. MACROdactylie	DÉVELOPPEMENT MONSTRUEUX d'un ou de plusieurs _doigts_
5. MACROglossie	AUGMENTATION MONSTRUEUSE du volume de la _langue_
6. MACROgnathie	DÉVELOPPEMENT EXAGÉRÉ de la _mâchoire_ inférieure
7. MACROmélie	LONGUEUR EXCESSIVE de quelques _membres_
8. MACRopie ou MACRopsie	phénomène subjectif observé chez certains névropathes qui croient PLUS GRANDS qu'ils ne sont en réalité les objets offerts à leur _vue_
9. MACROpodie	DÉVELOPPEMENT EXAGÉRÉ des _pieds_
10. MACROprosopie	DÉVELOPPEMENT EXAGÉRÉ de la _face_
11. MACROskélie	DÉVELOPPEMENT EXAGÉRÉ des _jambes_
12. MACROsomatie ou MACROsomie	GROSSEUR EXCESSIVE de tout le _corps_
13. MACROstomie	AUGMENTATION CONSIDÉRABLE de la fente de la _bouche_
14. MACRotie	DÉVELOPPEMENT EXAGÉRÉ des _oreilles_

B) La signification de MACRO, apparaissant toujours au début du terme, est _____

développement excessif - exagéré

Remarque: MACRO est un SYNONYME de _mégalo_

C) D'après les définitions fournies, dites à quoi se rapportent:

CÉPHALIE	*tête*	OPie, OPSie	*vue*
CHEILie	*lèvre*	PODie	*pieds*
CHIRie	*mains*	PROSOPie	*face*
DACTYLie	*doigts*	SKÉLie	*jambes*
GLOSSie	*langue*	SOMAT	*corps*
GNATHie	*mâchoire*	STOMie	*bouche*
MÉLie	*membres*	OTie	*oreilles*

Clés à retenir: CHIRie, SKÉLie, SOMAT

Soixante-treizième exercice: MICRO

A) Voici vingt-trois termes médicaux et leurs définitions respectives.

1. MICRObe	nom générique donné aux *vivants* unicellulaires assez PETITS pour n'être vus, à tout moment de leur existence, qu'au microscope (be = bio = vie)
2. MICROcardie	PETITESSE anormale du *cœur* par rapport au poids et à la taille du sujet
3. MICROcaulie	PETITESSE congénitale de la *verge*
4. MICROcéphalie	PETITESSE du *crâne*
5. MICROcôlon	RETARD de DÉVELOPPEMENT du *côlon*
6. MICROcyte	nom donné aux *globules* rouges dont le diamètre est d'environ 6 microns au lieu de 7 microns, diamètre normal
7. MICROdactylie	PETITESSE d'un ou de plusieurs *doigts* ou *orteils*
8. MICROdontie	ARRÊT de DÉVELOPPEMENT d'une ou de plusieurs *dents*
9. MICROgastrie	PETITESSE de *l'estomac*
10. MICROgénie	DÉVELOPPEMENT INCOMPLET de la saillie *mentonnière* du maxillaire inférieur
11. MICROglossie	PETITESSE de la *langue*
12. MICROgnatie	DÉVELOPPEMENT INCOMPLET du *maxillaire inférieur*
13. MICROmastie	DÉVELOPPEMENT INSUFFISANT des *glandes mammaires*
14. MICROmélie	BRIÈVETÉ des *membres*
15. MICROphakie	PETITESSE anormale du *cristallin*
16. MICROphtalmie	DIMINUTION des différents diamètres de *l'œil*
17. MICRopie ou MICRopsie	phénomène subjectif consistant à croire plus PETITS qu'ils ne le sont en réalité les objets offerts à la *vue*
18. MICRorchidie	PETITESSE des *testicules*
19. MICROskélie	Voir BRACHYskélie (exercice suivant)
20. MICROsomatie	PETITESSE du *corps*

21. MICROsphygmie	PETITESSE du *pouls*
22. MICROstomie	PETITESSE congénitale de l'orifice de la *bouche*
23. MICRotie	PETITESSE des *oreilles*

B) La signification de MICRO, toujours employé au début du terme, est donc _____

petitesse

Remarque: MICRO est l'ANTONYME de _____ et de

_____

C) D'après les définitions fournies, dites à quoi se rapportent:

BE, BIO	*vie*	GNATie	*maxillaire inférieure*
CARDie	*coeur*	MASTie	*glandes mammaire*
CAULie	*verge*	MÉLie	*membres*
CÉPHALie	*crâne*	PHAKie	*cristallin*
CÔLON	*côlon*	OPHTALMie	*l'oeil*
CYTE	*globules*	OPie, OPSie	*vue*
DACTYLie	*doigts ou orteils*	ORCHIDie	*testicules*
ODONTie	*dent*	SKÉLie	*jambes*
GASTRie	*estomac*	SOMATie	*corps*
GÉNie	*menton*	SPHYGMie	*pouls*
GLOSSie	*langue*		

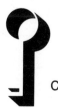

Clés à retenir: MICRO
CAULie, GÉNie

Soixante-quatorzième exercice: BRACHY

A) Voici dix termes médicaux et leurs définitions respectives.

1. BRACHYcardie	Voir BRADYcardie (exercice suivant) *slow heart (beats) cœur*
2. BRACHYdactylie	malformation des *doigts* qui sont plus COURTS que la normale
3. BRACHYgnathie	BRIÈVETÉ d'une des deux *mâchoires*
(4.) BRACHYmélie	Voir MICROmélie (exercice précédent) *membres*
(5.) BRACHYmétropie	état de l'*œil* dans lequel l'image de l'objet supposé à l'infini se forme en avant de la rétine (voir myopie). La *mesure* de vision est trop COURTE
6. BRACHYmorphe	dont la *forme* est PEU ÉLEVÉE, large et épaisse, trapue et ramassée
(7.) BRACHYmyomie	BRIÈVETÉ des *muscles* engendrant une limitation anormale des mouvements
8. BRACHYœsophage	BRIÈVETÉ anormale de l'*œsophage*
9. BRACHYpnée	*respiration* COURTE et lente
(10.) BRACHYskélie	DÉVELOPPEMENT INSUFFISANT des *jambes*

B) La signification de BRACHY, apparaissant au début du terme, est donc _courts, brièveté_

C) D'après les définitions fournies, dites à quoi se rapportent:

CARDIE	*cœur*	MORPHE	*forme*
DACTYLIE	*doigts*	MYOMIE	*muscles*
GNATHIE	*mâchoire*	ŒSOPHAGE	*œsophage*
MÉLIE	*membres*	PNÉE	*respiration*
MÉTROPIE	*mesure de l'œil*	SKÉLIE	*jambes*

Remarque: BRACHYcardie est synonyme de BRADYcardie et BRACHYmélie de MICROmélie

Clé à retenir: MORPHE

Soixante-quinzième exercice: BRADY

A) Voici dix termes médicaux et leurs définitions respectives.

1.	BRADYarthrie	parole *articulée* de façon scandée, monotone et LENTE
2.	BRADYcardie	RALENTISSEMENT DES BATTEMENTS du *cœur*
3.	BRADYcinésie	LENTEUR des *mouvements*
4.	BRADYesthésie	LENTEUR de la perception des *sensations*
5.	BRADYpepsie	*digestion* LENTE
6.	BRADYphagie	action de *manger* LENTEMENT
7.	BRADYphasie	LENTEUR du *langage*
8.	BRADYpnée	*respiration* LENTE
9.	BRADYsphygmie	RALENTISSEMENT du *pouls*
10.	BRADYtrophie	RALENTISSEMENT de la *nutrition*

B) La signification de BRADY, apparaissant chaque fois au début du terme, est donc

Ralentissement, lente

C) D'après les définitions fournies, dites à quoi se rapportent:

ARTHRie	*articulée*	PHAGie	*manger*
CARDie	*cœur*	PHASie	*langage*
CINÉSie	*mouvements*	PNÉE	*respiration*
ESTHÉSie	*sensations*	SPHYGMie	*pouls*
PEPSie	*digestion*	TROPHie	*nutrition*

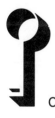

Clés à retenir: Cet exercice fait appel à des clés déjà connues.

Soixante-seizième exercice: TACHY

A) Voici cinq termes médicaux et leurs définitions respectives.

1. TACHYcardie	ACCÉLÉRATION du RYTHME des battements du _cœur_	
2. TACHYphagie	action de _manger_ RAPIDEMENT	
3. TACHYpnée	ACCÉLÉRATION CONSIDÉRABLE du RYTHME de la _respiration_	
4. TACHYpsychie	ACCÉLÉRATION du RYTHME de la _pensée_	
5. TACHYurie	élimination RAPIDE, sous forme _d'urine,_ du liquide absorbé	

B) Le préfixe TACHY signifie donc _accélération du rythme (rapide)_

C) D'après les définitions fournies, dites à quoi se rapportent:

CARDie   _cœur_

PHAGie   _manger_

PNÉE   _respiration_

PSYCHie   _pensée_

URie   _urine_

Clés à retenir: Cet exercice fait appel à des clés déjà connues.

Soixante-dix-septième exercice: ORTH

A) Voici sept termes médicaux et leurs définitions respectives.

1. ORTHacousie — _audition_ NORMALE. (Ce mot est employé surtout en prophylaxie et traitement de la surdité et des troubles de l'audition.)

2. ORTHodontie — partie de l'art dentaire qui s'occupe de la prophylaxie et du traitement des difformités congénitales ou acquises des _dents_. L'ORTHodontie ambitionne de redonner aux _dents_ toute leur beauté, leur DROITURE normale

3. ORTHOmétrie — REDRESSEMENT (action de rendre DROIT) et fixation en position NORMALE de _l'utérus_ déplacé

4. ORTHOpédie _enfant_ — art de prévenir et de corriger dans les _enfants_ les difformités du corps — (redonner au corps sa forme NORMALE)

5. ORTHOphonie _prononcé_ — _prononciation_ NORMALE (par opposition au bégaiement et autres troubles de la phonation)

6. ORTHopie _look_ — RECTITUDE du _regard_; ce mot est employé en prophylaxie ou traitement du strabisme

7. ORTHoptie _œil_ — ensemble des procédés de rééducation de _l'œil_, appliqué surtout au traitement du strabisme concomitant — (rééduquer l'œil, c'est lui redonner sa DROITURE)

B) Le préfixe ORTH(O) signifie donc _Normale, droiture_

C) D'après les définitions fournies, dites à quoi se rapportent:

ACOUSie — _audition_
ODONTie — _dents_
MÉTRie — _utérus_
PÉDie — _enfants_
PHONie — _prononciation_
OPie — _regard_
OPTie — _l'œil_

Clés à retenir: Cet exercice fait appel à des clés déjà connues.

Avant de passer à l'exercice suivant, faites le test de contrôle 19, page 195.

Soixante-dix-huitième exercice: PARA

A) Voici dix termes médicaux et leurs définitions respectives.

1. PARAcentèse — action de *piquer* À TRAVERS une partie du corps ou, le plus souvent, d'y pratiquer une ouverture pour évacuer une collection liquide contenue dans une cavité naturelle a.e.: plèvre, péricarde, péritoine, œil, oreille, etc.

   to remove fluid in a compartment

2. PARAcholie — DÉFECTUOSITÉ de la sécrétion biliaire provoquant le passage d'une plus ou moins grande quantité de *bile* dans les espaces lymphatiques

   too much

3. PARAcystite — *inflammation* de l'espace prévésicopelvien; tout le VOISINAGE de la *vessie*

4. PARAdentaire — qui se trouve À CÔTÉ de la *dent*

5. PARAgraphie — TROUBLE du langage *écrit* caractérisé par la confusion des mots; donc, DÉFECTUOSITÉ

6. PARAgueusie — perversion ou FAUSSETÉ du sens du *goût*

7. PARAkinésie — DÉFAUT de coordination dans les *mouvements* volontaires

8. PARAmastite — *inflammation* développée dans le VOISINAGE du *sein*

9. PARApareunie — accomplissement extra-vaginal ou en dehors ou À CÔTÉ du vagin de l'acte sexuel ou *accouplement* entre individus de sexes différents

10. PARAsomnie — TROUBLE du *sommeil* a.e. rêves, cauchemars, somnambulisme

B) D'après les définitions fournies, on constate que PARA n'a pas toujours le même sens. Il peut signifier à travers, défectuosité, voisinage, fausseté, à côté de, trouble

Ce préfixe a donc des significations multiples dont il faudra vous souvenir.

C) D'après les définitions fournies, dites à quoi se rapportent:

CENTÈSE	*piquer* (voir ex. 25, KENTOmanie)	GUEUSIE	*goût*
CHOLIE	*bile*	KINÉSIE	*mouvements*
CYSTITE	*inflam de la vessie*	MAST	*inflam du sein*
DENTAIRE	*dent*	PAREUNIE	*accouplement*
GRAPHIE	*écrit*	SOMNIE	*sommeil.*

Clés à retenir: PARA
CENTÈSE

Soixante-dix-neuvième exercice: ANTI

A) Voici dix termes médicaux et leurs définitions respectives.

1. ANTalgique	se dit de tout ce qui est employé CONTRE la *douleur*	
2. ANTIcoagulant	QUI S'OPPOSE à la *coagulation*	
3. ANTIfongique	QUI S'OPPOSE au développement des *champignons*	
4. ANTIpaludéen	QUI S'OPPOSE au *paludisme*	
5. ANTIpyrétique	QUI COMBAT la *fièvre*	
6. ANTIsepsie	QUI DÉTRUIT les *microbes* et empêche leur développement	
7. ANTIspasmodique	médicament destiné à COMBATTRE l'état *spasmo*dique	
8. ANTIsudoral	QUI LUTTE contre la production de la *sueur*	
9. ANTIthermique	QUI S'OPPOSE à la production de la chaleur ou QUI COMBAT la *température*	
10. ANTItoxine	substance *anticorps* produite par l'organisme pour COMBATTRE les effets d'une *toxine*	

B) Le préfixe ANTI signifie donc *qui s'oppose, combat*

C) D'après les définitions fournies, dites à quoi se rapportent

ALG   *douleur*

FONG   *champignons*

PYRÉT   *fièvre*

SEPSIE   *microbes*

SPASM(O)   *spasmodique*

SUDOR   *sueur*

THERM   *température*

Clés à retenir: ANTI
             SPASM(O), SUDOR

Quatre-vingtième exercice: TRANS, DIA

A) Voici sept termes médicaux et leurs définitions respectives.

1. DIAcondylien — QUI TRAVERSE le *condyle*

2. DIAlyse — méthode de séparation des substances *dissoutes* consistant à les faire passer À TRAVERS une membrane spéciale (papier parchemin)

3. DIAméatique — qui se produit À TRAVERS un *méat*

4. DIAphorèse — sueurs abondantes ou qui se *répandent* À TRAVERS le corps

5. DIAphragme — muscle large et mince formant *cloison* À TRAVERS l'intérieur du corps et séparant la poitrine et l'abdomen

6. TRANSpéritonéal — QUI TRAVERSE le *péritoine*

7. TRANSpleural — QUI TRAVERSE la *plèvre*

imp.

B) DIA et TRANS sont synonymes et signifient donc *qui traverse*

C) D'après les définitions fournies, dites à quoi se rapportent

LYSE — ✓ *dissoutes*

PHORÈSE — ✓ *répandent*

PHRAGME — ✓ *cloison*

PÉRITONE — *péritoine*

PLEUR — *plèvre*

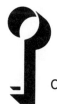

Clés à retenir: DIA, TRANS
PHORÈSE, PHRAGME, PÉRITON(E), PLEUR

122

Quatre-vingt-unième exercice: PAN

A) Voici huit termes médicaux et leurs définitions respectives.

1. PANangéite — *inflammation* de la TOTALITÉ des *vaisseaux* d'un organe ou d'une région

2. PANartérite — *artérite* étendue à TOUT le système artériel

3. PANcardite — *inflammation* de TOUTES les tuniques du *cœur*

4. PANcholécystite — *inflammation* de TOUTES les tuniques de la *vésicule biliaire*

5. PANcytopénie — *diminution* du nombre de TOUS les *éléments figurés* du sang

6. PANmastite — *phlegmon* (voir remarque) diffus envahissant la *glande mammaire* dans sa TOTALITÉ

7. PANophtalmite — *inflammation* suppurative envahissant l'*œil* en ENTIER

8. PANsinusite — *inflammation* simultanée de PLUSIEURS des *sinus* de la face

B) Le préfixe PAN signifie donc _Totalité toutes_

Remarque: un phlegmon est une inflammation du tissu conjonctif superficiel ou profond périviscéral

C) D'après les définitions fournies, dites à quoi se rapportent:

ANG	inflam des vaisseaux
ITE	inflam
ARTÉR	artériel
CARD	coeur
CHOLÉ	vésicule biliaire
CYST	
PÉNIE	éléments figurés
MAST	glande mammaire
OPHTALM	oeil

Clé à retenir: PAN

Quatre-vingt-deuxième exercice: PRÉ

A) Voici six termes médicaux et leurs définitions respectives.

1. PRÉcancéreux	QUI PRÉCÈDE le *cancer*
2. PRÉcirrhose	ensemble de signes QUI PRÉCÈDENT ceux de la *cirrhose*
3. PRÉcoma	phase QUI PRÉCÈDE le *coma* proprement dit
4. PRÉmaturé	accouchement AVANT terme (AVANT la *maturité* de l'enfant que porte la mère)
5. PRÉmédication	administration, AVANT une intervention chirurgicale, de *médicaments* destinés à calmer l'angoisse des malades, à diminuer les sécrétions, etc.
6. PRÉmonitoire	se dit des signes QUI PRÉCÈDENT parfois l'éclosion d'une maladie épidémique et contagieuse, signes qui *avertissent* et qui, reconnus à temps, permettent de prendre les mesures prophylactiques nécessaires

B) Le préfixe PRÉ signifie donc *précède   avant*

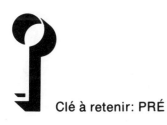

Clé à retenir: PRÉ

Quatre-vingt-troisième exercice: POST

A) Voici quatre termes médicaux et leurs définitions respectives.

1. POSTinfarctus du myocarde	Syndrome (voir remarque) survenant parfois dans les jours ou les semaines QUI SUIVENT l'apparition d'un *infarctus* du myocarde
2. POSTmenstruel	QUI SUIT les *règles*
3. POSTopératoire	QUI s'observe À LA SUITE d'*opérations* aseptiques
4. POSTachycardique	modifications transitoires de l'électrocardiogramme survenant très rarement APRÈS un accès de *tachycardie* paroxistique

B) Le préfixe POST signifie donc *la suite*

Remarque: un syndrome est la réunion d'un groupe de symptômes qui se reproduisent en même temps dans un certain nombre de maladies

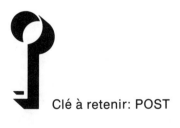

Clé à retenir: POST

Quatre-vingt-quatrième exercice: PRO

A) Voici huit termes médicaux et leurs définitions respectives.

1. PROcritique — se dit de la période QUI PRÉCÈDE immédiatement la _crise_ d'une maladie

2. PROdrome — signe AVANT-_coureur_ d'une maladie (drome: course)

3. PROgnathisme — disposition générale de la face telle que, vues de profil, l'une des _mâchoires_ ou les deux _mâchoires_ semblent projetées EN AVANT de la ligne verticale abaissée de la racine du nez

4. PROlapsus — _chute_ (lapsus: tomber) ou abaissement _EN AVANT,_ d'un organe ou d'une partie d'organe par suite du relâchement de ses moyens de fixité (a.e. hystéroptose: prolapsus utérin)

5. PROnostic — (nostic: connaître) acte par lequel le médecin PRÉvoit (voit AVANT) l'issue probable de la maladie et les différentes péripéties possibles

6. PROpédeutique — enseignement des éléments d'une science PRÉparant l'étudiant (pédeut: enfant) à recevoir un enseignement plus complet (PRÉ, PRO: avant)

7. PROphylaxie — partie de la thérapeutique qui a pour objet de PRÉvenir, de _garantir_ l'organisme contre le développement des maladies

8. PROthèse — partie de la chirurgie qui place (thèse) un appareil AU LIEU d'un organe ou d'un membre incapable de remplir sa fonction ou disparu a.e.: prothèse dentaire, prothèse oculaire

B) Le préfixe PRO signifie donc _précède (avant) pré_

ou _____

C) D'après les définitions fournies, dites à quoi se rapportent

CRITIQUE	_crise_	LAPSUS	_chûte_
DROME	_coureur (course)_	NOSTIC	_connaître_
GNATH	_mâchoire_	PÉDEUT	_enfant_
		THÈSE	_thèse → prosthesis_

Clés à retenir: PRO
CRITIQUE, DROME, LAPSUS, NOSTIC, THÈSE

Quatre-vingt-cinquième exercice: PROTO

A) Voici deux termes médicaux et leurs définitions respectives.

1. PROTOdiastole   PREMIÈRE phase de la *diastole* du cœur (diastole: dila-
                     tation)

2. PROTOsystole   PREMIÈRE phase de la *systole* du cœur (systole: con-
                     traction)

B) Le préfixe PROTO signifie donc *première*

C) D'après les définitions fournies, dites à quoi se rapportent

DIASTOLE   *dilatation*

SYSTOLE   *contraction*

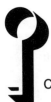

Clés à retenir: PROTO
              DIASTOLE, SYSTOLE

Avant de passer à l'exercice suivant, faites le test de contrôle 20, page 197.

Quatre-vingt-sixième exercice: HYPER

A) Voici vingt termes médicaux et leurs définitions respectives.

1. HYPERacousie	EXALTATION de l'*ouïe* avec *audition* douloureuse de certains sons
2. HYPERalbuminémie	AUGMENTATION de la quantité d'*albumine* contenue dans le plasma *sanguin*
3. HYPERalgie ou HYPERalgésie	EXASPÉRATION de la sensibilité à la *douleur*
4. HYPERandrisme	EXAGÉRATION des caractères sexuels chez l'*homme*
5. HYPERazoturie	AUGMENTATION de la quantité d'*urée* (azote transformée) éliminée par l'*urine*
6. HYPERcholie	AUGMENTATION de la sécrétion *biliaire*
7. HYPERchromie	EXAGÉRATION de la *pigmentation* (ce qui donne la couleur) normale de la peau
8. HYPERcinèse	AUGMENTATION de l'amplitude et de la rapidité des *mouvements*
9. HYPERémèse	*vomissements* continuels
10. HYPEResthésie	EXAGÉRATION des divers modes de la *sensibilité*
11. HYPERglobulie	AUGMENTATION du nombre des *globules* rouges contenus dans le sang
12. HYPERgueusie	EXAGÉRATION de la sensibilité *gustative*
13. HYPERmastie	HYPERTROPHIE *mammaire*
14. HYPERménorrhée	EXAGÉRATION de l'*écoulement menstruel*
15. HYPERorexie	sensation de *faim* EXCESSIVE et besoin d'absorber une GRANDE QUANTITÉ d'aliments; voir boulimie
16. HYPERosmie	EXALTATION de l'*olfaction*
17. HYPERovarie	EXAGÉRATION du fonctionnement *ovarien*
18. HYPERpepsie	EXAGÉRATION du fonctionnement de la muqueuse gastrique avec EXALTATION du *processus fermentatif*
19. HYPERphagie	*ingestion* d'une quantité EXCESSIVE d'aliments
20. HYPERpnée	EXAGÉRATION de l'amplitude des mouvements de la *respiration*

128

B) La signification de HYPER est donc _augmentation et exagération_

C) D'après les définitions fournies, dites à quoi se rapportent:

ACOUSIE	ouïe et audition	GLOBULIE	globule
ALBUMIN	albumin	GUEUSIE	gustatif
ÉMIE	sanguin	MAST	mammaire
ALGIE	douleur	MEN	menstruel
ANDR	l'homme	ORRHÉE	écoulement
AZOT	azote transformé	OREXIE	faim
CHOL	biliaire	OSMIE	l'olfaction
CHROM	pigmentation	OVARIE	ovaire
CINÈSE	mouvement	PEPSIE	processus
ÉMÈSE	vomissement	PHAGIE	ingestion
ESTHÉSIE	sensibilité	PNÉE	respiration

Clés à retenir: AZOT, ÉMÈSE

Quatre-vingt-septième exercice: ULTRA

A) Voici quatre termes médicaux et leurs définitions respectives.

1. ULTRAcentrifugation — _centrifugation_ obtenue avec un centrifugeur allant AU-DELÀ de la vitesse ordinaire

2. ULTRA-filtration — _filtration_ à travers une paroi capable de retenir les particules très petites, invisibles au microscope, que tiennent en suspension certains liquides, et qui passent à travers les pores des filtres habituels (cette paroi retient AU-DELÀ de ce que peuvent retenir les filtres ordinaires)

3. ULTRA-microscope — _microscope_ permettant de voir AU-DELÀ des objets possiblement aperçus par les microscopes ordinaires (AU-DELÀ, i.e. les objets dont les dimensions trop petites échappent aux plus forts grossissements)

4. ULTRA-son — vibration mécanique dont la fréquence va AU-DELÀ de celles perceptibles à l'oreille (nous savons que le _son_ est l'effet des vibrations)

B) La signification de ULTRA est donc _au - delà_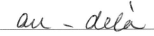

Clé à retenir: ULTRA

Quatre-vingt-huitième exercice: SUB

A) Voici cinq termes médicaux et leurs définitions respectives.

1.	SUBconscient	qui demeure EN DEÇÀ ou AU-DESSOUS de la *conscience* distincte
2.	SUBdélire	*délire* doux et tranquille demeurant EN DEÇÀ du vrai délire reconnu comme tel
3.	SUBfébrilité	légère hyperthermie mais qui n'en prend pas le nom; EN DEÇÀ de l'hyperthermie
4.	SUBictère	*ictère* léger qui, par son peu de gravité, demeure EN DEÇÀ du véritable *ictère*
5.	SUBnarcose	état de demi-sommeil se situant vraiment encore EN-DEÇÀ du vrai sommeil

B) Le préfixe SUB signifie donc _en deçà (au-dessous)_

C) D'après les définitions fournies, dites à quoi se rapporte:

NARC(O) _sommeil_

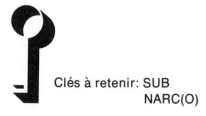

Clés à retenir: SUB
NARC(O)

Quatre-vingt-neuvième exercice: HYPO

A) Voici vingt termes médicaux et leurs définitions respectives.

1. HYPOacousie — DIMINUTION de l'acuité *auditive*

2. HYPOalbuminémie — DIMINUTION DE LA QUANTITÉ d'*albumine* contenue dans le plasma *sanguin*

3. HYPOalgésie — DIMINUTION de la sensibilité à la *douleur*

4. HYPOandrisme — infantilisme ou SOUS-développement de la personnalité *mâle*

5. HYPOazoturie — DIMINUTION de l'*azote* éliminée par *l'urine*

6. HYPOcholie — DIMINUTION de la sécrétion *biliaire*

7. HYPOchromie — DIMINUTION de la *pigmentation* (ce qui donne la couleur) de la peau

8. HYPOcinétique — qui détermine une DÉpression de l'organisme ou qui est provoqué par cette DÉpression (la DÉpression se traduit à travers le *mouvement* a.e. respiration HYPOcinétique)

9. HYPOdermique — qui concerne le tissu cellulaire SOUS-*cutané*

10. HYPOesthésie — DIMINUTION des divers modes de la *sensibilité*

11. HYPOgalactie — INSUFFISANCE de la quantité de *lait* sécrété

12. HYPOglobulie — DIMINUTION de la quantité des *globules* rouges contenus dans le sang

13. HYPOglossite — *inflammation* de la partie INFÉRIEURE de la *langue*

14. HYPOménorrhée — INSUFFISANCE de l'*écoulement menstruel*

15. HYPOosmie — DIMINUTION de l'*olfaction*

16. HYPOovarie — DIMINUTION de la sécrétion interne de *l'ovaire*

17. HYPOpepsie — DIMINUTION du *processus fermentatif* de l'estomac

18. HYPOpnée — DIMINUTION de la *ventilation pulmonaire*

19. HYPOsthénie — DIMINUTION des *forces*

20. HYPOsystolie — DIMINUTION dans la force de la *contraction cardiaque*

132

B) Le préfixe HYPO signifie donc _diminution_

C) D'après les définitions fournies, dites à quoi se rapportent:

ACOUSIE	_auditive_	GALACT	_lait_
ALBUMIN	_albumine_	GLOBULIE	_globule_
ÉMIE	_sanguin_	GLOSS	_langue_
ALG	_douleur_	ITE	_inflam_
ANDR	_homme_	MÉN	_menstruation_
AZOT	_azote_	ORRHÉE	_écoulement_
URIE	_urine_	OSMIE	_l'olfaction_
CHOL	_biliaire_	OVARIE	_ovaire_
CHROM	_pigmentation_	PEPSIE	_processus fermentatif_
CINÉT	_mouvement_	PNÉE	_respiration_
DERM	_peau_	STHÉNIE	_forces_
ESTHÉSIE	_sensibilité_	SYSTOLIE	_contraction cardiaque_

Clé à retenir: STHÉNIE

Quatre-vingt-dixième exercice: INFRA

A) Voici cinq termes médicaux et leurs définitions respectives.

1. INFRAclinique	qui, quoique existant comme tel, ne provoque pas de manifestation _clinique_ et ne peut être mis en évidence que par des examens de laboratoire (SOUS-visible, en quelque sorte, à l'œil nu)
2. INFRAmastite	_phlegmon_ rétro-mammaire (SOUS la _mamelle_; entre la mammelle et la paroi thoracique)
3. INFRAmicrobe	_germe_ invisible au microscope ordinaire (INFÉRIEUR en grosseur à tout ce qui est visible au microscope)
4. INFRAsonothérapie	_thérapeutique_ par les INFRA-_sons_
5. INFRA-son	_vibration_ de fréquence INFÉRIEURE aux _fréquences_ audibles

B) La signification de INFRA est donc _sous_ ou _inférieur_

C) D'après les définitions fournies, dites à quoi se rapportent:

MAST _mamelle_

ITE _inflammation_

MICRO _microscope_

BE _germe_

SONO _thérapeutique par les INFRA-sons_

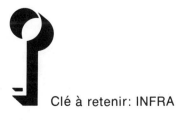

Clé à retenir: INFRA

Quatre-vingt-onzième exercice: PÉRI

A) Voici dix termes médicaux et leurs définitions respectives.

1. PÉRIcholangiolite — *inflammation* du tissu interstiel des espaces portes qui ENTOURE les *cholangioles* (ole: diminutif indiquant la petite taille; donc, ici les canaux biliaires de très petites taille)

2. PÉRIcholécystite — *inflammation* du tissu cellulaire qui ENTOURE la *vésicule biliaire*

3. PÉRIcolite — *péritonite* localisée AUTOUR du *côlon*

4. PÉRIcystite — *inflammation* de tout l'espace celluleux qui ENTOURE la *vessie*

5. PÉRIgastrite — *péritonite* localisée au POURTOUR de l'*estomac*

6. PÉRIhépatite — *inflammation* de la capsule fibreuse du *foie* ou du péritoine qui ENTOURE cet organe

7. PÉRIphlébite — *inflammation* du tissu conjonctif qui ENTOURE une *veine*

8. PÉRIprostatite — *inflammation* du tissu cellulaire qui ENTOURE la *prostate*

9. PÉRIsplénite — *péritonite* localisée à la partie du péritoine qui ENTOURE la *rate*

10. PÉRItoine — (étymologiquement: ce qui est tendu AUTOUR); en fait, le PÉRITOINE est la membrane qui tapisse la cavité de l'abdomen et les organes qui y sont contenus

B) Le préfixe PÉRI signifie donc *autour entour pourtour*

Remarque: OLE est un diminutif indiquant la PETITE TAILLE
(cholangiOLE, alvéOLE, bronchiOLE)

C) D'après les définitions fournies, dites à quoi se rapportent:

CHOLANGIOL	*cholangioles*	GASTR	*estomac*
ITE	*inflam*	HÉPAT	*foie*
CHOLÉ	*vessicule*	PHLÉB	*inflam veine*
CYST	*biliaire*	PROSTAT	*prostate*
COL	*côlon*	SPLÉN	*rate*

Clés à retenir: PÉRI
OLE

Quatre-vingt-douzième exercice: TRANS

A) Voici cinq termes médicaux et leurs définitions respectives.

1. TRANSmésocolique	À TRAVERS le *mésocôlon*
2. TRANSmural	se dit d'une lésion myocardique À TRAVERS toute l'épaisseur du muscle cardiaque *(mur)*, de l'endocarde au péricarde
3. TRANSpéritonéal	QUI TRAVERSE le *péritoine*
4. TRANSpleural	QUI TRAVERSE la *plèvre*
5. TRANSvatérien	À TRAVERS l'ampoule de *Vater*

B) Le préfixe TRANS signifie donc _qui travers_

C) D'après les définitions fournies, dites à quoi se rapportent:

PÉRITON _péritoine_

PLEUR _plèvre_

Clé à retenir: TRANS

Quatre-vingt-treizième exercice: MÉSO

A) Voici six termes médicaux et leurs définitions respectives.

1. MÉSartérite — *inflammation* de la tunique MOYENNE des *artères*

2. MÉSOderme — feuillet MOYEN du blasto*derme*

3. MÉSOdiastole — MILIEU de la *diastole* du cœur

4. MÉSOhistologie — *étude* de l'influence du MILIEU sur les éléments anatomiques et sur les *tissus*

5. MÉSOmélique — *qui se rapporte* au segment MOYEN d'un *membre*

6. MÉSOsystole — MILIEU de la *systole* du cœur

B) Le préfixe MÉS(O) signifie donc _moyen_ ou _milieu_

C) D'après les définitions fournies, dites à quoi se rapportent:

ARTÉR _artères_

ITE _inflammation_

DERME _derme → peau_

HISTO _étude tissue_

LOGIE _étude_

MEL _membre_

IQUE _qui se rapport_

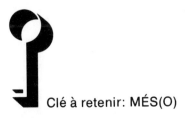

Clé à retenir: MÉS(O)

Quatre-vingt-quatorzième exercice: MÉTA

A) Voici dix termes médicaux et leurs définitions respectives

1. MÉTAbolisme — ensemble des TRANSFORMATIONS chimiques et biologiques qui s'accomplissent dans l'organisme et qui constituent l'acte de la nutrition

2. MÉTAchromatisme — MODIFICATION de la *couleur* de la peau et des poils sous l'influence de l'âge ou des maladies

3. MÉTAcritique — se dit de tout ce QUI SUIT la période critique (*crise*) d'une maladie

4. MÉTAdysenterie — variété de *colite* chronique SUCCÉDANT à la *dysenterie*

5. MÉTAgénésique — POSTÉRIEUR à la *fécondation*

6. MÉTAmorphie — TRANSFORMATION (changement de *forme*) de la substance conjonctive fondamentale

7. MÉTAmyélocyte — *myélocyte* en train de se TRANSFORMER

8. MÉTApneumonique — qui survient APRÈS la guérison de la *pneumonie*

9. MÉTAstase — foyer SECONDAIRE d'une affection (suppuration et surtout cancer) disséminé par voie lymphatique ou sanguine à partir d'un foyer primitif (sa *place,* son lieu)

10. MÉTAthérapeutique — qui survient APRÈS un *traitement*

B) Le préfixe MÉTA signifie donc *transformer* ou *modification*

C) D'après les définitions fournies, dites à quoi se rapportent:

CHROM — *couleur*

GÈNE — *fécondation*

MORPH — *forme*

STASE — *sa place*

THÉRAPEUT — *traitement*

Clé à retenir: MÉTA

Quatre-vingt-quinzième exercice: ÉPI _on top of_

A) Voici cinq termes médicaux et leurs définitions respectives.

1. ÉPIcondyle   tubérosité externe de l'EXTRÉMITÉ de l'_humerus_

2. ÉPIcutané   qui est SUR la _peau_

3. ÉPIderme   couche cellulaire située AU-DESSUS du _derme_

4. ÉPIgastre   partie SUPÉRIEURE de l'abdomen (_du ventre_)

5. ÉPIglotte   _languette_ qui ferme l'EXTRÉMITÉ de la _glotte_ pendant la déglutition

B) Le préfixe ÉPI signifie donc _extrémité au-dessus_

C) D'après les définitions fournies, à quoi se rapportent:

CONDYLE   _humerus_

CUTANÉ   _peau_

DERME   _derme_

GASTRE   _ventre_

GLOTTE
(comme GLOSSE)   _langue glotte_

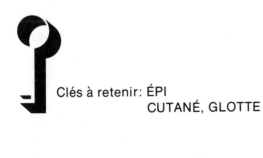

Clés à retenir: ÉPI
CUTANÉ, GLOTTE

Quatre-vingt-seizième exercice: SUPRA

A) Voici six termes médicaux et leurs définitions respectives.

1. SUPRAmastite — *phlegmon* à fleur de peau situé AU-DESSUS du *sein*

2. SUPRAsellaire — qui est situé AU-DESSUS de la *selle* turcique

3. SUPRAventriculaire — se dit d'un phénomène dont l'origine est située AU-DESSUS du *ventricule*

4. SUSapexien — qui siège AU-DESSUS de la *pointe* du cœur

5. SUS-iliaque latéral (point) — point situé AU-DESSUS de la partie moyenne de la crête *iliaque*

6. SUS-intra-épineux (point) — point situé AU-DESSUS et en avant de *l'épine* iliaque antéro-supérieure

B) Les préfixes SUPRA et SUS sont synonymes et signifient *au-dessus*

C) D'après les définitions fournies, dites à quoi se rapportent:

MAST — *sein*

ITE — *phlegmon*

APEX — *pointe du cœur*

Remarque: SUPRA et SUS sont synonymes de ÉPI

Clés à retenir: SUPRA, SUS
          APEX

Avant de passer au test suivant, faites le test de contrôle 21, page 199.

Quatre-vingt-dix-septième exercice: ACRO — *extremités legs arms*

A) Voici six termes médicaux et leurs définitions respectives.

1. ACROdermatite — *inflammation* de la *peau* localisée aux EXTRÉMITÉS

2. ACROérythrose — coloration *rouge* des EXTRÉMITÉS

3. ACROmélalgie — syndrome caractérisé par des *douleurs* paroxistiques des EXTRÉMITÉS des *membres*

4. ACROneurose — troubles *nerveux* des EXTRÉMITÉS

5. ACROpathie — *affections* des EXTRÉMITÉS

6. ACROpolyarthrite — *arthrite* frappant *plusieurs articulations* des EXTRÉMITÉS

B) Le préfixe ACRO signifie donc _*extrémités*_

C) D'après les définitions fournies, dites à quoi se rapportent:

DERM _*peau*_

ITE _*inflam*_

ÉRYTHRO _*rouge*_

MÉL _*membre*_

ALGIE _*douleur*_

NEUR _*nerveux*_

OSE _*trouble*_

PATHIE _*affections*_

POLY _*plusieurs*_

ARTHR _*arthrite articulation*_

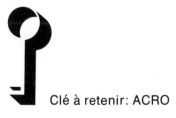

Clé à retenir: ACRO

Quatre-vingt-dix-huitième exercice: HÉTÉRO

A) Voici sept termes médicaux et leurs définitions respectives.

1. HÉTÉROchromie   *coloration* DIFFÉRENTE des deux iris

2. HÉTÉROgène   composé d'*éléments constitutifs* DIFFÉRENTS

3. HÉTÉROgreffe   *greffe* dans laquelle le greffon est emprunté à un sujet d'espèce DIFFÉRENTE

4. HÉTÉROgroupe   qui appartient à un *groupe* DIFFÉRENT (sanguin, ethnique, etc.)

5. HÉTÉROhémothérapie   injection sous-cutanée à un malade, dans un but *thérapeutique*, d'un *sang* DIFFÉRENT du sien

6. HÉTÉROplasie   *formation* d'un tissu pathologique aux dépens d'un tissu sain; les éléments néo-formés sont DIFFÉRENTS de ceux de leurs générateurs

7. HÉTÉROsexuel   qui se rapporte au *sexe* opposé, à L'AUTRE sexe, au sexe DIFFÉRENT du sien

B) Le préfixe HÉTÉRO signifie donc _____*différent*_____

C) D'après les définitions fournies, dites à quoi se rapportent:

CHROM   *coloration*

GÈNE   *élément constitutifs*

HÉMO   *sang*

PLASIE   *formation*

Clé à retenir: HÉTÉRO

Quatre-vingt-dix-neuvième exercice: HÉMI

A) Voici dix termes médicaux et leurs définitions respectives.

1. HÉMIagueusie	*abolition* du *goût* sur une MOITIÉ de la langue	*-1/2 longue*
2. HÉMIanesthésie	*anesthésie* d'une MOITIÉ du corps	*-1/2 under anesthesia*
3. HÉMIanopie ou HÉMIanopsie	*affaiblissement* ou *perte* de la *vue* dans une MOITIÉ du champ visuel	*sight*
4. HÉMIanosmie	*anosmie* unilatérale; donc d'une MOITIÉ	
5. HÉMIcolectomie	*résection* de la MOITIÉ du *côlon*	
6. HÉMIcystectomie	*résection* d'une MOITIÉ de la *vessie*	
7. HÉMIépilepsie	*épilepsie* localisée à une MOITIÉ du corps	
8. HÉMIglossite	*glossite* circonscrite à une MOITIÉ de la *langue*	
9. HÉMIopie	conservation de la *vision* normale dans une seule MOITIÉ du champ visuel	
10. HÉMIplégie	*paralysie* complète ou incomplète frappant une MOITIÉ du corps entièrement ou partiellement	

B) Le préfixe HÉMI signifie donc _____ *moitié*

C) D'après les définitions fournies, dites à quoi se rapportent:

A	*abolition*
GUEUSIE	*goût*
ESTHÉSIE	*anesthésie*
OPIE ou OPSIE	*vue*
COL	*côlon*
ECTOMIE	*résection*
CYST	*vessie*
GLOSS	*langue — glossite*
ITE	*glossite inflam*
PLÉGIE	*paralysie*

Clé à retenir: HÉMI

Centième exercice: MONO

A) Voici dix termes médicaux et leurs définitions respectives

1.	MONoculaire	qui résulte de l'emploi d'UN SEUL *œil*
2.	MONOgénisme	doctrine anthropologique d'après laquelle toutes les races humaines *dériveraient* d'UN SEUL type primitif
3.	MONOmélique	*qui se rapporte* à UN SEUL *membre*
4.	MONOmorphe	se dit d'un phénomène, d'un état, d'une maladie dont toutes les manifestations présentent UNE SEULE et même *forme*
5.	MONOnévrite	atteinte isolée (donc, UN SEUL) d'un tronc *nerveux*
6.	MONOnucléaire	se dit d'une cellule ne possédant qu'UN SEUL *noyau*
7.	MONophtalmie	absence congénitale d'un œil; donc, l'individu ne possède qu'UN SEUL *œil*
8.	MONOplégie	*paralysie* localisée à UN SEUL membre ou à UN SEUL groupe musculaire
9.	MONorchidie	anomalie consistant en la présence d'UN SEUL *testicule* dans le scrotum
10.	MONOsymptomatique	qui se manifeste par UN SEUL *symptôme*

B) La signification de MONO est donc _un seul_

C) D'après les définitions fournies, dites à quoi se rapportent:

OCUL	*œil*
GÉN	*dériverait*
MÉL	*membre*
MORPHE	*forme*
NÉVR	*nerveux*
NUCLÉ	*noyau*
OPHTALM	*œil*
PLÉGIE	*paralysie*
ORCHID	*testicule*

Clés à retenir: MONO
　　　　　　　OCUL, MORPHE, NUCLÉ

Cent-unième exercice: BI et DI

A) Voici sept termes médicaux et leurs définitions respectives.

1. DIcéphalie — monstruosité caractérisée par l'existence de DEUX *têtes*

2. DIclonie — myo*clonie* (voir remarque) ne portant que sur les DEUX membres supérieurs ou inférieurs

3. DIsomie — monstruosité caractérisée par l'existence de DEUX *corps* complets réunis par une ou plusieurs parties

4. DIzygote — se dit des jumeaux à placentas séparés, provenant de DEUX *œufs* différents

5. BIcuspide — se dit d'un orifice muni de DEUX *valvules*

6. BIloculaire — se dit d'une cavité naturelle subdivisée en DEUX *loges*

7. BInoculaire — qui résulte de l'emploi des DEUX *yeux*

Remarque: myoclonie contractions *musculaires* cloniques, c'est-à-dire brusques, involontaires, non systématisées et se répétant à des intervalles variables (clonie: agitation).

B) La signification de DI et de BI est donc _____ *deux*   2 _____

C) D'après les définitions fournies, dites à quoi se rapportent:

CÉPHAL _____ *tête* _____

CLONIE _____ *membres supérieur ou inférieure* _____

SOMIE _____ *corps* _____

ZYGOTE _____ *œufs* _____

CUSPIDE _____ *valvules* _____

LOCUL _____ *loges* _____

OCUL _____ *yeux* _____

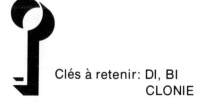

Clés à retenir: DI, BI
CLONIE

Cent-deuxième exercice: TRI

A) Voici quatre termes médicaux et leurs définitions respectives.

1. TRIcéphale	groupe de monstres triples, présentant TROIS _têtes_ distinctes
2. TRIdermique	qui possède les TROIS feuillets du blast_oderme_ (endoderme, mésoderme, ectoderme)
3. TRIorchidie	anomalie consistant en la présence de TROIS _testicules_ dans les bourses
4. TRIphasique	se dit de tout phénomène, de tout être qui présente dans son existence ou son évolution TROIS périodes ou _phases_

B) La signification de TRI est donc _trois   3_

C) D'après les définitions fournies, dites à quoi se rapportent:

CÉPHAL _têtes_

DERM _derme_

ORCHID _testicules_

Clé à retenir: TRI

Cent-troisième exercice: POLY

A) Voici dix termes médicaux et leurs définitions respectives.

1. POLYarthrite		*inflammation* aiguë ou chronique frappant simultanément PLUSIEURS *articulations*
2. POLYcholie		sécrétion d'une QUANTITÉ EXAGÉRÉE de *bile*
3. POLYdactylie		anomalie héréditaire transmise selon le type dominant, consistant en l'existence de *doigts* surnuméraires; NOMBRE EXAGÉRÉ de *doigts*
4. POLYdipsie		*soif* EXAGÉRÉE
5. POLYdystrophie		*trouble* de la *nutrition* atteignant PLUSIEURS organes
6. POLYmastie		existence de PLUSIEURS *mamelles*
7. POLYnucléaire		se dit d'une cellule possédant PLUSIEURS *noyaux*
8. POLYopie ou POLYopsie		*vision* de PLUSIEURS images pour un seul objet
9. POLYphagie		besoin de *manger* une QUANTITÉ EXAGÉRÉE de nourriture et absence du sentiment de satiété
10. POLYthélie		existence de PLUSIEURS *mamelons* sur une seule mamelle

B) La signification de POLY est donc _plusieurs_

C) D'après les définitions fournies, dites à quoi se rapportent:

ARTHR	articulation	TROPH	nutrition
ITE	inflam	MAST	mamelles
CHOL	bile	NUCLÉ	noyaux
DACTYL	doigts	OPIE ou OPSIE	vision
DIPS	soif	PHAGIE	manger
DYS	trouble difficulté	THÉL	mamelons

Clé à retenir: POLY

Cent-quatrième exercice: ENDO

A) Voici dix termes médicaux et leurs définitions respectives.

1.	ENDapexien	qui siège EN DEDANS de la _pointe_ du cœur
2.	ENDObronchique	à l'INTÉRIEUR d'une _bronche_
3.	ENDOcarde	membrane tapissant INTÉRIEUREMENT les cavités du _cœur_
4.	ENDOcrine	qui a rapport à la _sécrétion_ INTERNE des glandes
5.	ENDOderme	feuillet INTERNE du blasto_derme_
6.	ENDOmètre	muqueuse qui tapisse le DEDANS de l'_utérus_
7.	ENDOparasite	_parasite_ végétal ou animal vivant dans l'INTÉRIEUR de l'organisme
8.	ENDOphlébite	_inflammation_ de la tunique INTERNE de la _veine_
9.	ENDOprothèse	inclusion, à l'INTÉRIEUR de l'organisme, d'une pièce étrangère destinée à _remplacer_ de façon permanente un os ou une articulation
10.	ENDOscope	instrument destiné à permettre l'_examen_ des cavités profondes du corps; donc, examen du DEDANS du corps

B) La signification de ENDO est donc _en dedans   interne_

C) D'après les définitions fournies, dites à quoi se rapportent:

APEX	_pointe_	MÈTRE	_utérus_
BRONCH	_bronche_	PHLÉB	_inflam veine_
CARDE	_cœur_	PROTHÈSE	_remplacer_
CRINE	_sécrétion_	SCOPE	_examen_
DERME	_derme_		

Clés à retenir: ENDO
CRINE

Cent-cinquième exercice: ECTO, EC, EXO, EX

A) Voici dix termes médicaux et leurs définitions respectives.

1. ECTOcardie	anomalie par laquelle le _cœur_ est situé EN DÈHORS de sa place normale
2. ECTOderme	feuillet EXTERNE du blasto_derme_
3. ECtomie	suffixe indiquant que l'on _sectionne_, que l'on _coupe_ pour mettre HORS de son lieu, i.e. pour enlever, en pratiquer l'ablation
4. ECtopie	anomalie qui fait qu'un organe est situé HORS de son _lieu_
5. ECTOthrix	qui se trouve à l'EXTÉRIEUR du _poil_
6. EXOcardie	anomalie par laquelle le _cœur_ est situé HORS de la cage thoracique
7. EXOgène	qui est _produit_ HORS de l'organisme
8. EXophtalmie	saillie ou propulsion du globe _ocu_laire HORS de l'orbite
9. EXOsplénopexie	opération qui consiste à _fixer_ la _rate_ HORS de la cavité abdominale pour en provoquer le sphacèle (voir remarque)
10. EXpectoration	phénomène par lequel les produits formés dans les voies respiratoires sont rejetés HORS de la _poitrine_

Remarque: SPHACÈLE processus morbide caractérisé par la mortification des tissus et leur putréfaction

B) Les préfixes ECTO, EC, EXO et EX sont synonymes et signifient _externe_   _hors_

C) D'après les définitions fournies, dites à quoi se rapportent:

CARD	_cœur_	GÈNE	_produit_
DERME	_derme_	OPHTALM	_oculaire_
TOMIE	_sectionne_	SPLÉN	_rate_
TOPIE	_lieu_	PEXIE	_fixer_
THRIX	_poil_	PECTOR	_poitrine_

Clés à retenir: ECTO, EC, EXO, EX
THRIX, PECTOR

Cent-sixième exercice: EXTRA

A) Voici trois termes médicaux et leurs définitions respectives.

1. EXTRAmélique	EN DEHORS des _membres_
2. EXTRAsystole	_contraction_ SUPPLÉMENTAIRE du cœur
3. EXTRA-utérin	situé HORS de la cavité _utérine_

B) Le préfixe EXTRA signifie donc _en dehors_

ou _supplémentaire_

C) D'après les définitions fournies, dites à quoi se rapportent:

MEL _membres_

SYSTOLE _contraction_

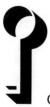

Clé à retenir: EXTRA

Avant de passer à l'exercice suivant, faites le test de contrôle 22, page 201.

Cent-septième exercice: MÉMORISATION

Ce cours de TERMINOLOGIE MÉDICALE sera complété lorsque vous aurez mémorisé parfaitement les clés relevées depuis le soixante-dixième exercice et révisé l'ensemble des clés étudiées, telles qu'énumérées aux exercices 11, 36 et 69. Assurez-vous d'en bien posséder le sens.

1.	acro	extrémité	35.	nuclé	noyau
2.	anti	contre	36.	ocul	œil
3.	apex	pointe	37.	ole	de petite taille
4.	azot	urée	38.	pan	la totalité
5.	bi	deux	39.	para	à travers
6.	blaste	cellule (jeune)			défectuosité
7.	caulie	verge			voisinage
8.	centèse	piquer			fausseté
9.	chirie	main			à côté de, trouble
10.	clonie	agitation	40.	péri	autour
11.	crine	sécrétion	41.	péritone	péritoine
12.	critique	crise	42.	phorèse	répandre
13.	cutané	peau	43.	phragme	cloison
14.	di	deux	44.	pleuro	plèvre
15.	dia	à travers	45.	poly	plusieurs
16.	diastole	dilatation			quantité exagérée
17.	drome	course, chemin	46.	post	après
18.	ec, ecto	à l'extérieur	47.	pré	avant
19.	émèse	vomir	48.	pro	avant, au lieu de
20.	end(o)	en dedans			favorable à
21.	ex, exo	l'extérieur	49.	proto	premier
22.	extra	en dehors	50.	skélie	jambe
		en supplément	51.	somat	corps
23.	gén(ie)	menton	52.	somnie	sommeil
24.	glotte	langue	53.	spasm (o)	spasme
25.	hémi	moitié	54.	sténie	force
26.	hétéro	différent, autre	55.	sub	sous
27.	infra	inférieur à	56.	sudor	sueur
28.	lapsus	tomber	57.	supra	au-dessus de
29.	méso	milieu	58.	sus	au-dessus de
30.	méta	après	59.	systole	contraction
		transformation	60.	thèse	place
31.	mono	un seul	61.	trans	à travers
32.	morphe	forme	62.	tri	trois
33.	narc (o)	assoupissement	63.	ultra	au-delà
34.	nostic	connaître			

Cent-huitième exercice: RÉVISION

Les termes médicaux présentés dans cet exercice ont déjà été vus. Décomposez chacun d'eux pour retrouver sa signification. Le nombre en italique placé en regard de chacun d'eux indique à quelle page retrouver la définition.

Il serait préférable que ce travail se fasse oralement en présence d'un professeur qui puisse vérifier la compréhension du vocabulaire médical.

Avant de terminer, faites le test de contrôle 23, page 203.

Nom _____

Test de contrôle 1

A) Dites à quoi se rapportent les termes suivants.

1. arthr _articulations_
2. bronch _bronches_
3. cardio _coeur_
4. cyst _vessie_
5. dermo _peau_
6. élytr _vaginale_ ✔
7. entér _intestinales_

8. érythr _couleur rouge_
9. gastro _estomac_
10. gyné _femme_
11. hémato _sang_
12. hépato _foie_
13. métr _utérine_
14. myx _mucus_
15. pathie _affections (maladies)_

B) Trouvez la clé qui traduit chacun des mots donnés.

1. maladie (affection) _pathie_
2. peur morbide _phobie_
3. qui jaillit (du sang) _hémorragie_
4. qui coule (pas du sang) _écoulement_
5. artère _____
6. cœur _cardio_
7. peau _dermo_
8. estomac _gastro_
9. foie _hépato_

10. femme _gyné_
11. sang _hémato_
12. vessie _cyst_
13. rouge _érythr_
14. vagin _élytr_
15. utérus _métr_
16. pus _py_
17. salive _sial_
18. sperme _spermato_

C) En vous servant des clés que vous connaissez déjà, décomposez chacun des termes médicaux proposés et écrivez votre définition dans l'espace réservé à cet effet.

1. spermatorrhéophobie _peur morbide d'un écoulement de sperme._
2. gastromyxorrhée _écoulement de mucus de l'estomac_
3. gastrorrhée _écoulement de l'estomac_
4. néphrorragie _une hémorragie des néphrons reins_

D) À quel terme médical se rapporte chacune des définitions suivantes.

1. Nom générique de toutes les affections des bronches. _bronchopathie_
2. Hypersécrétion pathologique du mucus bronchique. _bronchorrhée_
3. Hémorragie de la face interne de l'estomac. _gastrorragie_
4. Écoulement de liquide aqueux ou muqueux de l'utérus. _métrorrhée_

Nom _____

Test de contrôle 2

Dites à quoi se rapportent les clés suivantes?

1. PATHIE _affections_

2. ARTHR _articulations_

3. CARDIO _coeur_

4. DERMO _peau_

5. GASTR _estomac_

6. HÉPATO _foie_

7. PHOBIE _crainte morbide_

8. ÉRYTHRO _couleur rouge_

9. GYNÉ _femme_

10. HÉMATO _sang_

11. HYDRO _l'eau_

12. LOGO _parler_

13. ORRAGIE _hémorragie_

14. BRONCH _bronches_

15. CYST _vessie_

16. ÉLYTR _vaginale_

17. ENTÉR _intestinales_

18. MÉTR _utérine_

19. ORRHÉE _écoulement_

20. MYX _mucus_

21. PY _pus_

22. SIAL _salive_

23. SPERMATO _sperme_

24. PTOSE _abaissement_

25. COLPO _vagin_

26. MAST _glande mammaire_

27. PEXIE _fixation_

28. CERVICO _col utérin_

29. SPLÉNO _rate_

30. ORRAPHIE _suture_

31. ANGIO _vaisseaux_

32. BLÉPHAR _paupières_

33. CHOLÉCYST _vésicule biliaire_

Nom _____

Test de contrôle 3

Voici un certain nombre de termes médicaux non encore étudiés. Décomposez-les et tentez d'en découvrir le sens. Vous pourrez vérifier la justesse de vos réponses en demandant à votre professeur ou en consultant votre dictionnaire.

1. BRONCHOPATHIE — (BRONCHO) (PATHIE) — Définition *maladie des bronch*
2. CHOLÉCYSTOPATHIE — *vésicule biliaire (pathie)* — *maladie du vésicule biliaire*
3. DERMOPATHIE — *peau pathie* — *maladie de la peau*
4. HÉPATOPATHIE — *foie pathie* — *maladie du foie*
5. LARYNGOPATHIE — *larynx pathie* — *maladie du larynx*
6. MASTOPATHIE — *glandes mammaire* — *maladie des glandes mammai*
✓7. MYOPATHIE — *myocard* — *maladie du myocard*
8. SPONDYLOPATHIE — *vertèbres* — *maladie des vertèbres*
9. DERMATOPHOBIE — *peau peur* — *peur de la peau*
10. BRONCHORRHÉE — *bronches écoulement* — *écoulement des bronches*
11. ENCÉPHALORRAGIE — *encéphale qui jaillit du (bleeding)* — *encéphale qui jaillit du sang*
12. ENTÉRO-MYXORRHÉE — *l'intestin mucus écoulement* — *écoulement de mucus de l'intesti*
13. GASTROMYXORRHÉE — *estomac mucus écoulement* — *écoulement de mucus de l'estomac*
✓14. GINGIVORRAGIE — *gensive qui jaillit du sang*
15. MÉTRORRHÉE — *utérine écoulement* — *écoulement de l'utérine*
✓16. COLOPEXIE — *vésicule vagin fixation* — *une fixation vésiculaire vaginale*
✓17. COLOPTOSE — *vésicule vagin abaissement* — *abaissement vésiculaire vaginale*
18. CYSTOPEXIE — *vessie fixation* — *une fixation vessiculaire*
19. ENTÉRORRAPHIE — *Côlon, qui jaillit du sang*
20. NÉPHRORRAPHIE — *rein, qui jaillit du sang*
21. BRONCHITE — *bronches inflammation* — *inflammation des bronches*
22. CERVICO-VAGINITE — *col utérine - vagin inflammation*
23. CYSTITE — *vessie inflammation* — *inflammation de la vessie*
24. ENTÉRITE — *intestinale inflam* — *inflammation intestriale*
25. GASTRITE — *estomac inflam* — *inflammation de l'estomac*
26. HÉPATITE — *foie inflammation* — *inflammation du foie*
27. SPLÉNITE — *rate inflam* — *inflammation de la rate*
28. CHOLÉCYSTITE — *vésicule biliaire inflam* — *inflammation du vésicule biliaire*
29. SPONDYLOPTOSE — *vertèbres abaissement* — *abaissement des vertèbres*
30. ANGIOCARDITE — *vaisseau coeur inflam* — *inflammation des vaisseau du coeur*

Nom _____

Test de contrôle 4

Dites à quel terme médical correspond chacune des définitions suivantes.

1. Nom générique donné à toutes les affections de l'estomac

   gastropathie

2. Nom générique donné à toutes les affections de la moelle épinière

   myélopathie

3. Nom générique donné à toutes les affections des reins

   néphropathie

4. Nom générique donné à toutes les affections de la rate

   splénopathie

✓ 5. Hémorragie de la face interne de l'estomac

   gastrorragie

✓ 6. Vomissement ou régurgitation d'un liquide aqueux provenant de l'estomac malade. Hypersécrétion continue du suc gastrique

   gastrorrhée

7. Hémorragie d'origine rénale

   néphrorragie

8. Suture des plaies du cœur

   cardiorraphie

9. Suture des deux lèvres d'une plaie hépatique

   hépatorraphie

10. Inflammation des voies biliaires

    cholécystite

11. Inflammation de la vésicule et des voies biliaires

    ↓

12. Inflammation du coeur et des vaisseaux

    angiocardite

13. Nom générique de toutes les affections inflammatoires aiguës ou chroniques qui frappent les articulations

    arthrite

14. Inflammation du col utérin; métrite localisée au col. (Sous le même terme, on désigne aussi une inflammation du col de la vessie; cystite localisée à la région du col.)

    _____

15. Inflammation du côlon

16. Inflammation de la peau   *dermatite*

17. Inflammation des gencives, isolée ou associée à la stomatite   *gingivite*

18. Nom générique de toutes les affections inflammatoires de la mamelle   *mastite*

19. Nom générique donné à toutes les affections inflammatoires de l'utérus   *métrite*

20. Inflammation de la vésicule biliaire   *cystite*

21. Inflammation de la muqueuse intestinale

22. Inflammation aiguë ou chronique de la vessie

23. Inflammation de la muqueuse des bronches   *bronchite*

√24. Fixation d'un rein mobile   *néphropexie*

25. Suture d'un rein après incision

26. Suture d'une plaie intestinale

27. Hypersécrétion pathologique du mucus bronchique, s'observant dans les bronchites chroniques

28. Hypersécrétion du mucus intestinal observée surtout chez les névropathes et les constipés

29. Exagération de la sécrétion du mucus gastrique

30. Crainte excessive que provoque chez certains sujets l'existence de lésions cutanées ou la possibilité du développement de celles-ci

Nom _____

Test de contrôle 5

A) Sans l'aide du dictionnaire, décomposez les termes médicaux suivants afin d'en trouver la définition.

1. angialgie _____ 6. gastralgie *douleur de l'estomac*

2. cardiacalgie *douleur du coeur* ✓7. appendicalgie *douleur de l'appendice*

3. cystalgie *douleur de la vessie* 8. glossalgie *douleur de la langue*

4. dermalgie *douleur de la peau* 9. hépatalgie *douleur du foie*

5. entéralgie *douleur intestinale* 10. métralgie *douleur de l'utérine*

B) Par quel terme médical traduiriez-vous

1. une douleur musculaire? _____

2. une douleur au niveau d'un rein? *néphropathie*

3. une douleur ressentie sur le trajet des nerfs? *néphralgie*

C) Lisez attentivement les six termes médicaux suivants accompagnés de leurs définitions respectives et dites quelle clé est *synonyme* de ALGIE.

arthrodynie — douleur *articulaire*

cystodynie — névralgie de la *vessie*

gastrodynie — douleur de l'*estomac*

glossodynie — douleur de la *langue*

mastodynie — douleur de la *mamelle* pouvant atteindre les régions voisines

myodynie — douleur *musculaire*

D) La clé synonyme de ALGIE est *odynie*

Nom _____

Test de contrôle 6

A) Comment appelle-t-on

1. l'ablation d'une partie de l'aorte? _____

2. l'ablation chirurgicale de l'appendice iléo-cœcal? _____

3. l'ablation du vagin? _____

4. l'extirpation de l'utérus et d'une partie plus ou moins étendue du vagin par voie abdominale ou vaginale? _____

5. La résection totale ou partielle de la vessie? _____

6. l'ablation chirurgicale de la vésicule biliaire? _____

7. la résection partielle ou totale de l'estomac? _____

8. l'excision d'une portion de la cornée? _____

9. l'extirpation totale ou partielle du larynx? _____

10. l'ablation de la glande mammaire? _____

11. l'ablation totale ou partielle d'un rein? _____

12. la résection d'un nerf sur une partie plus ou moins longue de son trajet _____
_____

13. la résection d'une partie de l'œsophage? _____

14. la résection d'un lambeau de la paroi de l'ampoule rectale pour remédier au prolapsus du rectum? _____

15. l'ablation des vésicules séminales? _____

B) Quelle définition faudrait-il donner à:

16. dacryocystectomie? _____

17. hystérocolpectomie? _____
_____

18. néphro-urétectomie? _____
_____

19. angionévrectomie? _____
_____

20. spermatocystectomie? _____
_____

Nom _____

Test de contrôle 7

A) Quelle est la définition de

1. adénotomie _____
2. artériotomie _____
3. bronchotomie _____
4. cholangiotomie _____
5. colpohystérotomie _____
6. cystotomie _____
7. entérotomie _____
8. glossotomie _____
9. kératotomie _____
10. métrotomie _____
11. néphrotomie _____
12. orchidotomie _____
13. pancréaticotomie _____
14. pyélonéphrotomie _____
15. sphinctérotomie _____

B) Comment doit-on appeler

1. l'incision d'une artère? _____
2. l'ouverture chirurgicale d'une articulation? _____
3. l'incision chirurgicale du cœur? _____
4. l'ouverture chirurgicale d'un conduit biliaire? _____
5. l'incision de la vésicule biliaire? _____
6. l'incision du vagin? _____
7. l'opération qui consiste à ouvrir l'estomac après la laparotomie?

   _____
8. l'incision chirurgicale du foie? _____
9. l'opération consistant à inciser le larynx? _____
10. la section ou la dissection des muscles? _____
11. une incision pratiquée sur le rein? _____
12. la section d'un nerf? _____
13. l'opération qui consiste à enlever les ovaires? _____
14. l'ouverture d'une trompe kystique? _____
15. l'incision de la paroi de l'uretère? _____

Nom _____

Test de contrôle 8

A) Quel est le sens des termes suivants:

arthromalacie _____

bronchoplégie _____

gastroplégie _____

hystéromalacie _____

kératomalacie _____

laryngoplégie _____

myélomalacie _____

myoplégie _____

myomalacie _____

ophtalmoplégie _____

B) Par quel terme doit-on désigner une paralysie ou un arrêt de cœur? _____

une paralysie de la vessie? _____

le ramollissement de la trachée? _____

Nom _____

Test de contrôle 9

Voici en A) vingt termes médicaux dont les définitions sont offertes en B). Inscrivez dans chaque parenthèse de la partie B) le *numéro* du terme médical correspondant à la définition donnée.

Partie A

1. arthrostomie
2. cholécysto-colostomie
3. cholécysto-duodénostomie
4. cholécysto-entérostomie
5. cholécysto-gastrostomie
6. cholédocho-duodénostomie
7. cholédocho-entérostomie
8. cholédocho-gastrostomie
9. colo-colostomie
10. fistulo-duodénostomie

11. fistulo-gastrostomie
12. gastroduodénostomie
13. gastro-iléostomie
14. gastro-jéjunostomie
15. hépatostomie
16. iléo-colostomie
17. iléo-iléostomie
18. iléo-rectostomie
19. œsogastrostomie
20. urétéro-rectostomie

Partie B

(   ) a) opération qui consiste à ABOUCHER directement la *vésicule biliaire* dans *l'estomac*

(   ) b) ouverture chirurgicale d'une *articulation,* avec ABOUCHEMENT de la synoviale à la peau, pratiquée dans le but de réaliser un drainage permanent

(   ) c) opération qui consiste à ABOUCHER une *fistule* biliaire ou pancréatique dans *l'estomac*

(   ) d) opération qui consiste à ABOUCHER directement la *vésicule biliaire* dans le *côlon*

(   ) e) opération qui consiste à mettre en communication (donc, ABOUCHER) *l'estomac* et le *jéjunium*

(   ) f) opération qui consiste à ABOUCHER *l'uretère* dans le *rectum*

(   ) g) entéro-ANASTOMOSE entre *l'intestin grêle* et le *rectum*

(   ) h) draînage du *foie* avec ABOUCHEMENT à la paroi

(   ) i) opération qui consiste à ABOUCHER le *canal cholédoque* dans *l'estomac*

(   ) j) opération qui consiste à ABOUCHER directement la *vésicule biliaire* dans le *duodénum*

(   ) k) ABOUCHEMENT du *canal cholédoque* dans *l'intestin*

(   ) l) ABOUCHEMENT de *l'iléon* dans *l'estomac*

(   ) m) opération qui consiste à ABOUCHER deux anses du *gros intestin*

(   ) n) entéro-ANASTOMOSE entre deux anses *d'intestin grêle*

(   ) o) ABOUCHEMENT de *l'œsophage* dans *l'estomac*

(   ) p) opération qui consiste à ANASTOMOSER *l'estomac* au *duodénum* en sectionnant le pylore

(   ) q) opération qui consiste à ANASTOMOSER le *canal cholédoque* avec le *duodénum*

(   ) r) opération qui consiste à ABOUCHER la *vésicule biliaire* dans *l'intestin*

(   ) s) opération qui consiste à ABOUCHER une *fistule* biliaire ou pancréatique dans le *duodénum*

(   ) t) entéro-ANASTOMOSE entre *l'intestin grêle* et le *gros intestin*

Nom _____

Test de contrôle 10

Par quel terme désigne-t-on les affections

1. des articulations _____

2. de la peau _____

3. de l'estomac _____

4. du foie _____

5. des bronches _____

6. de la vésicule biliaire _____

7. du larynx _____

8. des glandes mammaires _____

9. de la moelle épinière _____

10. du rein _____

11. La GYNÉPHOBIE est l'ANGOISSE éprouvée par un névropathe devant une _____

_____

12. L'_____ est la crainte morbide du sang

Par quel terme désigne-t-on une hémorragie

13. des paupières _____

14. des bronches _____

15. de la vessie _____

16. du vagin _____

17. de l'intestin _____

18. de l'estomac _____

19. des gencives _____

20. de l'utérus _____

21. du rein _____

22. On appelle MYXORRHÉE un écoulement abondant de _____

23. Une sécrétion exagérée de salive se nomme _____

24. Une ENTÉROPTOSE est un _____ du côlon ou gros intestin

25. On nomme _____ un prolapsus du vagin

26. Une CERVICOPEXIE est une fixation du _____

27. Une fixation de la rate s'appelle une _____

Par quel terme désigne-t-on

28. une suture de la vessie _____

29. une suture des paupières _____

30. une suture d'une portion de la muqueuse du vagin _____

31. une suture de la vésicule biliaire _____

32. une suture des vaisseaux _____

À quoi se rapportent

33. ADEN _____

34. CHONDR _____

35. EMBOL _____

36. LITH _____

37. LIP _____

38. KÉLO _____

39. PHLÉBO _____

40. PYÉLO _____

41. RHINO _____

42. OPHTALMO _____

43. OT _____

44. OSTÉO _____

45. TRICHO _____

46. TYPHLO _____

47. ILÉO _____

Par quel terme désigne-t-on l'inflammation

48. de l'anus _____

49. de la langue _____

50. de la cornée _____

51. de la moelle épinière _____

52. du rein _____

53. des nerfs _____

54. des vertèbres _____

55. de la bouche _____

56. du sac lacrymal _____

57. de la vésicule biliaire _____

58. des vésicules séminales _____

59. des voies biliaires _____

60. Une BRACHIALGIE est une douleur au _____

61. Une COXALGIE est une douleur à la _____

62. Une GONALGIE est une douleur au _____

63. Une PROCTALGIE est une douleur à l' _____

64. On appelle _____ une crainte exagérée de la douleur

65. La perte totale ou partielle de la mémoire s'appelle _____

66. La privation de la vue se nomme _____

67. L'absence congénitale de l'une ou des deux glandes spermatiques se nomme _____

68. La perte complète ou la diminution de l'odorat s'appelle _____

69. La perte plus ou moins complète de la voix se nomme _____

70. L'impossibilité de garder la station debout et de marcher s'appelle _____

71. L'absence complète des poils se nomme _____

72. L'ablation d'un ganglion se nomme _____

73. L'ablation d'un calcul (pierre) se nomme _____

74. La section du cordon ombilical se nomme _____

75. Quand on ouvre au bistouri la plèvre du poumon, on fait une _____

76. Le terme PHACOMALACIE désigne le _____ du cristallin

77. Le ramollissement du cerveau est désigné par le terme _____

78. La paralysie des deux côtés du corps ou bilatérale est une _____

79. La paralysie frappant une moitié du corps s'appelle une _____

80. La paralysie des quatre membres s'appelle _____

81. La paralysie d'un membre supérieur et du membre inférieur de l'autre côté se nomme _____

82. La paralysie d'une moitié du corps accompagnée d'un membre du côté opposé s'appelle _____

83. _____ est synonyme de LALOPLÉGIE

84. L'atrophie du derme des paupières accompagnée de _____ du tissu cellulaire sous-cutané s'appelle BLÉPHAROCHALASIS

85. L'absence de relâchement des sphincters se nomme _____

86. L'opération consistant à établir une bouche permanente qui fait communiquer l'estomac et la paroi abdominale se nomme _____

87. L'établissement d'une bouche artificielle au niveau du rein se nomme _____

88. L'établissement d'une fistule ou bouche faisant communiquer le canal pancréatique avec l'extérieur se nomme _____

89. L'établissement d'une fistule ou bouche artificielle au niveau du_____ se nomme PYÉLOSTOMIE

90. La création d'un_____artificiel au niveau du cæcum se nomme TYPHLOSTOMIE

91. L'absence congénitale de l'orifice buccal et de la cavité correspondante se nomme

_____

92. Le zézaiement et le chuintement sont deux variétés de_____

93. ANGIECTASIE est le nom générique désignant toutes les_____ de vaisseaux

94. Une dilatation des bronches s'appelle_____

95. Une dilatation partielle ou totale du cœur se nomme_____

96. Une distension de la vésicule biliaire se nomme_____

97. Une dilatation de l'estomac se nomme_____

98. _____ désigne toujours l'action de pratiquer une bouche artificielle ou d'opérer un abouchement

99. _____ se rapporte à « ablation »

100. _____ se rapporte à « dilatation »

Nom _____

Test de contrôle 11

A) À quoi se rapportent

   1. BRADY   *lenteur*   8. HYPO _____

   2. CÈLE   *hernie*   9. OMPHAL _____

   3. CINÉSIE   *mouvement*   10. PAR(A) _____

   4. CRY   *froid*   11. PNEUMO _____

   5. EX   *ombilic*   12. SALPINGO _____

   6. HÉMI _____   13. SCOPIE _____

   7. HYPER _____   14. THÉRAPIE _____

B) Comment appelle-t-on

   15. une hernie de l'estomac? _____

   16. l'examen de la vessie? _____

   17. la lenteur des mouvements volontaires? _____

   18. la tendance à se souiller d'excréments? _____

   19. le délire des grandeurs? _____

   20. l'impulsion qui pousse certains déséquilibrés à mettre le feu? _____

   21. la privation de sensibilité d'une moitié du corps? _____

C) Quel sens faut-il donner à

   22. hyperesthésie? _____

      _____

   23. hydrocinésithérapie? _____

      _____

   24. cœlioscopie? _____

      _____

   25. exomphalocèle? _____

      _____

Nom _____

Test de contrôle 12

A) À quoi se rapportent

1. CHLORO   *Chlorure*   9. KALIO _____

2. CHROMATO   *couleur perdue*   10. LEUCO _____

3. CYANO   *bleue*   11. LYMPHO _____

4. CYTE _____   12. MICRO _____

5. FIBR _____   13. NEURO _____

6. GÈNE _____   14. OME _____

7. HÉM(A) _____   15. OOPHOR _____

8. HIDRE _____   16. PÉNIE _____

                 17. TRIPSIE _____

B) Comment appelle-t-on

18. le procédé d'ablation des amygdales qui consiste à les écraser entre les mors d'une

pince spéciale? _____

19. ce qui est produit en dehors de l'organisme? _____

20. la pauvreté du sang en globules blancs? _____

21. une collection sanguine enkystée? _____

22. des globules blancs? _____

23. des globules rouges? _____

C) Qu'appelle-t-on

24. cholélithotripsie? _____

_____

25. splénome? _____

_____

Nom _____

Test de contrôle 13

A) À quoi se rapportent

1. ABCÉDO _____
2. ACU _____
3. AUDIO _____
4. AUTO _____
5. COPRO _____
6. CRANIO _____
7. CURIE _____
8. DIA _____
9. ÉLECTRO _____
10. EU _____
11. GRAPHIE _____
12. IGNI _____
13. LYSE _____
14. OLIGO _____

15. OMO _____
16. ONICHO _____
17. PARA _____
18. PAREUNIE _____
19. PELVI _____
20. PHAGIE _____
21. POLY _____
22. PUNCTURE _____
23. RADIO _____
24. SINUSO _____
25. SPHYGMO _____
26. SPIRO _____
27. SPLANCHNO _____
28. TOCIE _____

B) Comment appelle-t-on

29. la méthode de séparation des substances DISSOUTES, consistant à les faire passer à *travers* une membrane spéciale (papier parchemin)?

_____

30. le *peu* d'APPÉTIT? _____

31. le traitement de certains cancers par L'INTRODUCTION, dans la tumeur, d'AIGUILLES contenant du *radium*? _____

32. la RADIOGRAPHIE des *trompes utérines*? _____

33. l'*impossibilité* totale de COPULATION par malformation des organes génitaux féminins? _____

34. un ACCOUCHEMENT *prématuré*? _____

C) Qu'appelle-t-on

35. onichophagie? _____

_____

Nom _____

Test de contrôle 14

A) À quoi se rapportent

1. GEN(E) (O) _____   11. NYCT _____

2. HYPER _____   12. OPSI _____

3. HYP(O) _____   13. PNEUM (O) (AT) _____

4. CHROM _____   ou _____

5. SEPTIC _____   14. POLLAKI _____

6. SPAN _____   15. TACHY _____

7. CIDE _____   16. ANDR _____

8. FONGI _____   17. LEPT _____

9. FÉCAL _____   18. ACOU _____

10. GLYCOS _____   19. OPTO _____

20. OXY _____

B) Comment appelle-t-on

21. l'augmentation de volume d'un organe? _____

22. l'augmentation du nombre des globules rouges du sang? _____

23. l'augmentation considérable du nombre des globules blancs dans le sang? _____

_____

24. la présence du pus dans le sang? _____

25. ce qui détruit les gamètes? _____

26. l'excrétion urinaire à prédominance nocturne? _____

27. le retard de l'élimination rénale de l'eau après les repas? _____

28. la fréquence exagérée des mictions ne coïncidant pas nécessairement avec l'augmentation du volume total des urines? _____

29. la sécrétion d'urine en quantité abondante? _____

30. l'élimination rapide par les reins du liquide absorbé? _____

31. une femme qui a l'apparence d'un mâle par certains de ses caractères sexuels secondaires? _____

32. le redressement et la fixation en position normale de l'utérus déplacé? _____
_____

C) Qu'appelle-t-on

33. hystérométrie _____
_____

Nom _____

Test de contrôle 15

A) À quoi se rapportent

1. MÉNORRHÉE	_____	10. ASE	_____
2. ISO	_____	11. LOGIE	_____ou_____
3. CRYPTO	_____	12. ANKILO	_____
4. SPANIO	_____	13. OSE	_____
5. MÉN	_____	14. PHTISIE	_____
6. EC	_____	15. CONI(O)	_____
7. TOP(O)	_____	16. PTYSIE	_____
8. ECTOPIE	_____	17. ALBUMO	_____
9. LITHE	_____	18. MÉLANO	_____

B) Comment appelle-t-on

20. les menstruations difficiles et douloureuses?_____

21. des règles de rythme irrégulier?_____

22. une grossesse qui s'effectue dans les trompes utérines?_____

23. un calcul des bronches?_____

24. l'ablation d'un calcul?_____

25. une concrétion solide qui se trouve parfois dans la parenchyme du poumon?_____

_____

26. un calcul des fosses nasales?_____

27. la diminution ou l'impossibilité absolue des mouvements d'une articulation naturellement mobile?_____

28. le traitement de la tuberculose pulmonaire?_____

29. l'expectoration noire survenant au cours de l'anthracose des mineurs de charbon?

_____

30. les crachements d'une quantité plus ou moins abondante de sang provenant des voies respiratoires? _____

C) Qu'appelle-t-on

31. pyélolithotomie?_____

Nom _____

Test de contrôle 16

A) À quoi se rapportent

1. BRACHY _____
2. BRACHI _____
3. PNÉE _____
4. PARA _____
5. CATA _____

6. DACTYLO _____
7. JARGONA _____
8. GRAPHIE _____
9. ORRHEXIS _____
10. SCLÉR(O) _____

B) Comment appelle-t-on

11. une respiration courte? _____

12. une respiration lente? _____

13. une difficulté de respirer? _____

14. une diminution de la ventilation pulmonaire? _____

15. une respiration difficile empêchant le malade de rester couché et l'obligeant à s'asseoir ou à rester debout? _____

16. une respiration rapide et superficielle? _____

17. un ralentissement du rythme respiratoire? _____

18. une accélération considérable du rythme respiratoire? _____

19. le trouble fonctionnel de la sécrétion interne des testicules? _____

20. la petitesse des testicules s'accompagnant de stérilité? _____

21. une névralgie testiculaire? _____

22. une digestion lente? _____

23. une digestion difficile? _____

24. la lenteur de la parole ou de la prononciation des mots? _____

25. une soif excessive? _____

26. l'absence de toutes ou de presque toutes les dents? _____

27. la décoloration de l'ongle? _____

28. la chute des ongles? _____

29. l'inflammation se situant autour des ongles? _____

C) Qu'appelle-t-on

30. paraphasie? _____

_____

Nom _____

Test de contrôle 17

A) À quoi se rapportent

1. CLASIE _____   10. COLÉ _____

2. CLASTie _____   11. DESM(O) _____

3. TILLO _____   12. ÉLAST(O) _____

4. PSEUDO _____   13. PLASie _____

5. HERMA _____   14. NÉO _____

6. APHRODITE _____   15. CARDI(O) _____

7. MANO _____   ou _____

8. CARY _____   16. GÉNO _____

9. CLEID _____   17. PLASTie _____

                               18. STAPHYLO _____

B) Comment appelle-t-on

19. la décoloration congénitale des poils? _____

20. l'absence complète de poils? _____

21. l'étude de l'homme en tant que mâle? _____

22. la répulsion morbide de l'homme pour les rapports sexuels ou simplement pour la société des femmes? _____

23. la radiographie de l'utérus, des trompes de Fallope et des ovaires? _____
_____

24. l'étude de l'organisme de la femme? _____

25. l'appréhension angoissante que certains névropathes éprouvent en présence d'une femme? _____

26. le fait que chez un individu l'on retrouve en même temps des testicules et des ovaires, isolés ou réunis?_____

27. le ralentissement du pouls?_____

28. le tracé sphygmographique du pouls?_____

29. une rupture de ligaments?_____

C) Qu'appelle-t-on

30. coléorrhexie? _____

_____

Nom _____

Test de contrôle 18

A) À quoi se rapportent

1. POÏÈSE _____

2. HÉLIO _____

3. PRO _____

4. BALNÉO _____

5. THERMO _____

6. PHYSIO _____

7. PYRÉTO _____

8. ANTHROPO _____

9. BIO _____

10. CARCINO _____

11. GÉRONTO _____

12. HELMINTH _____

13. HISTO _____

14. NOSO _____

15. PÉDO _____

16. PODO _____

17. SÉMIO _____

18. SÉRO _____

19. SYMPTOMATO _____

20. TÉNO _____

B) Comment appelle-t-on

21. l'induration pathologique d'un organe ou d'un tissu? _____

22. la formation des globules rouges? _____

23. le pouvoir de défense de l'organisme contre l'infection? _____

24. la partie de la thérapeutique qui a pour objet de prévenir le développement des maladies? _____

25. l'emploi thérapeutique du sang, quel que soit son mode d'administration? _____

26. l'emploi thérapeutique de l'eau sous toutes ses formes et à des températures variables? _____

27. l'emploi thérapeutique des régimes alimentaires? _____

28. l'emploi thérapeutique des rayons X? _____

29. l'étude des maladies des extrémités? _____

30. l'étude des cellules épithéliales du vagin recueillies par frottis? _____

31. l'étude du vieillard, de ses conditions de vie normales et pathologiques?

_____

32. l'étude, au microscope, des tissus et des organes malades? _____

C) Qu'appelle-t-on

33. physiothérapie? _____

_____

Nom _____

Test de contrôle 19

A) À quoi se rapportent

1. MÉGAL(O) _____ 8. BLASTE _____

2. MACRO _____ 9. CHIR(IE) _____

3. MICRO _____ 10. SOMAT _____

4. BRACHY _____ 11. SKÉLIE _____

5. BRADY _____ 12. CAUL(IE) _____

6. TACHY _____ 13. GEN(IE) _____

7. ORTH(O) _____ 14. MORPHE _____

B) Comment appelle-t-on

15. l'augmentation du volume du cœur?_____

16. l'augmentation du volume du foie?_____

17. l'hypertrophie de la rate?_____

18. le développement excessif des mains?_____

19. la grosseur excessive de tout le corps?_____

20. le développement exagéré des jambes?_____

21. la petitesse congénitale de la verge?_____

22. le développement incomplet du maxillaire inférieur?_____

23. la brièveté des membres?_____

24. la malformation des doigts qui sont plus courts que la normale?_____

25. la lenteur des mouvements?_____

26. le ralentissement du pouls?_____

27. l'accélération du rythme des battements du cœur?_____

28. l'élimination rapide, sous forme d'urine, du liquide absorbé?_____

29. l'audition normale (en fonction de la prophylaxie et du traitement de la surdité et des troubles de l'audition?_____

30. la prononciation normale (par opposition au bégaiement et autres troubles de la phonation)? _____

C) Qu'appelle-t-on

31. MACRotie?_____

_____

Nom _____

Test de contrôle 20

A) À quoi se rapportent

1. ANTI _____   12. PHORÈSE _____

2. DIA _____   13. PHRAGME _____

3. TRANS _____   14. PÉRITONE _____

4. PAN _____   15. PLEUR(O), (AL) _____

5. PRÉ _____   16. CRITIQUE _____

6. POST _____   17. DROME _____

7. PRO _____   18. LAPSUS _____

8. PROTO _____   19. NOSTIC _____

9. SOMNIE _____   20. THÈSE _____

10. SPASM(O) _____   21. DIASTOLE _____

11. SUDOR _____   22. SYSTOLE _____

B) Écrivez un mot dans lequel PARA a le sens de

23. À TRAVERS _____   25. VOISINAGE _____

24. À CÔTÉ DE _____

C) Quel est le sens de PARA dans

26. PARAkinésie _____   27. PARAsomnie _____

D) Comment appelle-t-on

28. ce qui combat la fièvre? _____

29. ce qui traverse la plèvre? _____

30. ce qui traverse le condyle?_____

31. l'inflammation des trois tuniques du cœur?_____

32. ce qui suit les règles?_____

33. le signe avant-coureur d'une maladie?_____

34. la première phase de la diastole du cœur?_____

E) Qu'appelle-t-on

35. DIAphorèse?_____

_____

Nom _____

Test de contrôle 21

À l'aide de l'un des préfixes suivants, complétez chaque terme médical apparaissant en regard des définitions données plus bas.

ÉPI	MÉSO	SUPRA
HYPER	MÉTA	SUS
HYPO	PÉRI	TRANS
INFRA	SUB	ULTRA

1. Exaspération de la sensibilité à la douleur   1. _____ algie

2. Vibration mécanique dont la fréquence va au-delà de celles perceptibles à l'oreille   2. _____ son

3. diminution de la quantité des globules rouges contenus dans le sang   3. _____ globulie

4. état de demi-sommeil se situant vraiment encore en deçà du vrai sommeil   4. _____ narcose

5. vibration de fréquence inférieure aux fréquences audibles   5. _____ son

6. péritonite localisée au pourtour de l'estomac   6. _____ gastrite

7. qui traverse la plèvre   7. _____ pleural

8. feuillet moyen du blastoderme   8. _____ derme

9. se dit de tout ce qui suit la période critique d'une maladie   9. _____ critique

10. qui est sur la peau   10. _____ cutané

11. phlegmon à fleur de peau situé au-dessus du sein   11. _____ mastite

12. qui siège au-dessus de la pointe du cœur   12. _____ apexien

13. augmentation de la sécrétion biliaire   13. _____ cholie

14. insuffisance de l'écoulement menstruel   14. _____ ménorrhée

15. délire doux et tranquille demeurant en deçà du vrai délire reconnu comme tel   15. _____ délire

16. péritonite localisée autour du côlon   16. _____ colite

17. milieu de la diastole du cœur   17. _____ diastole

18. qui traverse le péritoine   18. _____ péritonéal

19. couche cellulaire située au-dessus du derme

19. _____ derme

20. inflammation de tout l'espace celluleux qui entoure la vessie

20. _____ cystite

Nom _____

Test de contrôle 22

À l'aide de l'un des préfixes suivants, complétez chaque terme médical apparaissant en regard des définitions plus bas.

ACRO	EC	EX	HÉMI	POLY
BI	ECTO	EXO	HÉTÉRO	TRI
DI	ENDO	EXTRA	MONO	

1. Coloration rouge des extrémités

2. Qui se rapporte au sexe opposé

3. Résection de la moitié du côlon

4. Qui résulte de l'emploi d'un seul œil

5. Se dit des jumeaux à placentas séparés, provenant de deux œufs différents

6. Se dit d'une cavité naturelle subdivisée en deux loges

7. Qui possède les trois feuillets du blastoderme

8. Sécrétion d'une quantité exagérée de bile

9. Qui siège en dedans de la pointe du cœur

10. Anomalie qui fait qu'un organe est situé hors de son lieu

11. Situé hors de la cavité utérine

12. Composé d'éléments constitutifs différents

13. Trouble nerveux des extrémités

14. Myoclonie ne portant que sur les deux membres supérieurs ou inférieurs

15. Anomalie consistant en la présence d'un seul testicule dans le scrotum

16. Conservation de la vision normale dans une seule moitié du champ visuel

17. Se dit de tout phénomène, de tout être qui présente dans son existence ou son évolution trois périodes ou phases

1. _____ érythrose

2. _____ sexuel

3. _____ colectomie

4. _____ oculaire

5. _____ zygote

6. _____ loculaire

7. _____ dermique

8. _____ cholie

9. _____ apexien

10. _____ topie

11. _____ utérin

12. _____ gène

13. _____ neurose

14. _____ clonie

15. _____ orchidie

16. _____ opie

17. _____ phasique

18. Existence de plusieurs mamelles

18. _____ mastie

19. Inflammation de la tunique interne de la veine

19. _____ phlébite

20. Feuillet externe du blastoderme

20. _____ derme

Nom _____

Test de contrôle 23

Par quel terme désigne-t-on:

1. Les affections de la peau?_____

2. La crainte morbide du sang?_____

3. Une hémorragie de l'intestin?_____

4. Un écoulement de pus?_____

5. Un prolapsus du vagin?_____

6. La fixation de l'estomac?_____

7. Une suture de vaisseaux?_____

8. L'inflammation de la moelle épinière?_____

9. L'inflammation du sac lacrymal?_____

10. Une douleur au niveau d'une dent?_____

11. L'absence ou l'aplasie plus ou moins complète de l'un ou des deux ovaires?_____

_____

12. L'ablation de l'utérus en totalité ou en partie?_____

13. La section du cordon ombilical?_____

14. Le ramollissement du cerveau?_____

15. La paralysie des quatre membres?_____

16. Le relâchement avec atrophie du tégument des lèvres?_____

17. L'abouchement à la peau d'un conduit biliaire?_____

18. La mauvaise odeur de la bouche quelle qu'en soit la cause?_____

19. La dilatation partielle ou totale du cœur?_____

20. Une hernie du rein?_____

21. L'examen de l'orifice interne de la trompe d'Eustache?_____

22. La difficulté des mouvements?_____

23. L'habitude morbide de se faire des piqûres?_____

24. La sensibilité particulière au froid?_____

25. L'opération qui consiste à broyer un calcul ou une pierre dans l'intérieur du canal cholédoque? _____

26. Ce qui produit la coloration bleue des téguments? _____

27. La pauvreté considérable du sang en globules rouges? _____

28. Une tumeur formée de tissu nerveux? _____

29. Un globule blanc? _____

30. La destruction de la cellule nerveuse (neurone) par les leucocytes qui l'ont envahie?
_____

31. L'action de manger des excréments? _____

32. Le traitement de certains cancers par l'introduction, dans la tumeur, d'aiguilles contenant du radium? _____

33. La radiographie de la glande mammaire? _____

34. L'accouplement normal, également satisfaisant pour les deux partenaires? _____

35. L'accouchement prématuré? _____

36. Le trouble de la nutrition du système osseux? _____

37. Une augmentation considérable du nombre de globules blancs dans le sang?
_____

38. Ce qui tue les champignons? _____

39. L'émission, par l'urètre, de sang mélangé intimement à une plus ou moins grande proportion d'urine? _____

40. L'individu qui présente des caractères masculins? _____

41. La mesure des limites de la vision distincte? _____

42. Une menstruation difficile et douloureuse? _____

43. La situation d'une glande hors de sa place normale? _____

44. Un calcul des fosses nasales? _____

45. La soudure accidentelle des lèvres sans perte de substance et sans adhérence aux mâchoires? _____

46. La tuberculose pulmonaire? (synonyme) _____

47. L'expectoration noire survenant au cours de l'anthracose des mineurs de charbon, lors du ramollissement de masses tumorales pulmonaires?

48. Une dyspnée empêchant le malade de rester couché et l'obligeant à s'asseoir droit ou à rester debout?

49. L'incision d'un testitucle?

50. Une digestion lente?

51. La lenteur de la parole ou de la prononciation?

52. La soif excessive?

53. L'absence de toutes ou de presque toutes les dents?

54. Toutes les affections unguéales?

55. La rupture des cheveux?

56. L'étude de l'homme en tant que mâle?

57. L'homme qui a des mamelles de femme?

58. L'absence de pouls?

59. Une rupture de ligaments?

60. Le développement exagéré d'un tissu ou d'un organe?

61. La réfection du vagin au moyen d'une greffe?

62. Une induration du cristallin?

63. La formation des globules blancs?

64. Le pouvoir de défense de l'organisme contre l'infection comprenant la phagocytose et la fermentation d'anticorps?

65. L'emploi thérapeutique de l'eau chaude?

66. La partie de l'anatomie qui étudie les tissus dont sont formés les êtres vivants?

67. L'hypertrophie de la rate?

68. Le développement exagéré de la mâchoire inférieure?

69. La petitesse du corps?

70. Le développement insuffisant des membres inférieurs?

71. Le ralentissement des battements du cœur? _____

72. L'action de manger rapidement? _____

73. La rectitude du regard; ce mot est employé en prophylaxie ou traitement du strabisme?

_____

74. Inflammation de l'espace prévésicopelvien; tout le voisinage de la vessie? _____

_____

75. Ce qui combat la fièvre? _____

76. La méthode de séparation des substances dissoutes consistant à les faire passer à travers une membrane spéciale (papier parchemin)? _____

77. Une artérite étendue à tout le système artériel? _____

78. La phase qui précède le coma proprement dit? _____

79. Ce qui suit les règles? _____

80. La période qui précède immédiatement la crise d'une maladie? _____

81. La première phase de la diastole du cœur? _____

82. L'augmentation de l'amplitude et de la rapidité des mouvements? _____

83. La vibration mécanique dont la fréquence va au-delà de celles perceptibles à l'oreille?

_____

84. La diminution de l'olfaction? _____

85. Une légère hyperthermie mais qui n'en prend pas encore le nom? _____

86. La vibration de fréquence inférieure aux fréquences audibles? _____

87. Une péritonite localisée autour du côlon? _____

88. Ce qui traverse la plèvre? _____

89. Le feuillet moyen du blastoderme? _____

90. Le myélocyte en train de se transformer? _____

91. La couche cellulaire située au-dessus du derme? _____

92. Ce qui siège au-dessus de la pointe du cœur? _____

93. La coloration rouge des extrémités? _____

94. Ce qui est composé d'éléments constitutifs différents? _____

95. La résection de la moitié de la vessie?_____

96. La paralysie localisée à un seul membre ou à un seul groupe musculaire?

_____

97. Les jumeaux à placentas séparés, provenant de deux œufs différents?_____

98. L'anomalie consistant en la présence de trois testicules dans les bourses?

_____

99. L'existence de plusieurs mamelons sur une seule mamelle?_____

100. La muqueuse qui tapisse le dedans de l'utérus?_____